Gene Everlasting

A CONTRARY FARMER'S THOUGHTS ON LIVING FOREVER

農夫哲學

關於自然、生死與永恆的沉思

Gene Logsdon

劉映希 ——譯　金恩・洛格斯頓 ——著

CONTENTS

譯者序

向大自然學習生命的智慧

人生只有一件大事，那就是解決生死問題。聽上去有點形而上，別著急，橫亙在生死之間的，還有一座需要翻越的大山——現實生活。金恩要跟你談談生死，聊聊生活。等等，金恩是誰？

「園丁和農夫要比其他人更容易接受死亡。每天，我們都在幫助動植物生命的誕生，又在幫助它們結束生命。我們適應了食物鏈文化。在這場由所有生物組成的盛宴裡，每一位『食客』的座次我們都了然於心，我們知道它們吃誰，也知道誰吃它們。我們懂得大自然的一切都處於不斷變化之中。」說這話的便是金恩，他是溫德爾．貝里[1]眼中最有經驗、也是最好的農業觀察者，這樣一段話，凝聚著金恩的

1 Wendell Berry，美國小說家、詩人、經濟與文化批評家、農夫。其著作極多，是美國人文基金會二〇一二年「傑弗遜講座」的演講者，這是美國政府授予的人文領域學者的最高榮譽。

生死觀，概括了金恩的生活。只是，生活對金恩而言不是難爬的大山，而是與大自然水乳交融的人間天堂。

《農夫哲學》原著出版於二〇一四年，包含了金恩．洛格斯頓從一個農夫的視角對人生、對大自然以及對永恆的思考。這個已是耄耋之年的美國「倔」老頭，用平實的語言向我們講述了他在俄亥俄州農場生長、成年、撫育子女和與癌症對抗等一個個生命的故事。這些故事時而讓人忍俊不禁，時而令人潸然淚下（他說，這本書要是沒讓你流一滴淚，那他就把你買書的錢退給你）。不管你是哭是笑，他要為你說的，全是大自然向他揭示的生命的奧祕。

一、生活篇：歸去來兮，田園將蕪胡不歸

金恩夫婦生活在俄亥俄州的懷安多特縣，這對恩愛老夫妻平時就是照顧他們的那一小塊田地。金恩寫了許多書，還為不少雜誌撰稿，寫的都是他熟悉的農耕生活，以此滿足他的精神追求，也為他們賺點微薄的養老金。金恩相信，可持續發展的農

牧合營才是給農業減壓的良策。

「……我們的小農場上，生物多樣性永遠是最重要的。這裡除了住著一戶人家，還有別的住戶，玉米、燕麥、小麥、果樹、草、豆科植物、漿果和蔬菜。所有培植的物種和野生的動植物、昆蟲全生活在一起，雖然彼此間會鬧些彆扭，倒也還算和諧……我已經認出了一百三十種鳥類、四十種野生動物（不算獵浣熊的傢伙），五十多種野花，至少四十五種樹，數不清的漂亮蝴蝶、飛蛾、蜘蛛、甲蟲等等，還有大約五億九千三百四十五萬五千七百八十種野草。」把複利學得一清二楚的金恩談起他的「天堂」如數家珍。在金恩看來，「執拗的農夫就是那些有自己的工作事業，又指望能在家幹點農活享受日子的人，這樣他們既能吃上好東西，還能做點有意義的事。農場也不需要做什麼，他們就坐在餐桌邊或者靠在吊床裡，看動物們吃草就行啦。」

你心動了嗎？

無獨有偶。大洋彼岸來自日本的鹽見直紀辭掉了在京都的工作，回到家鄉實踐「半農半Ｘ」的田園生活，享受三代同堂的天倫之樂。你一定想起了田園詩人陶淵明，比起兩位外國人，顯然還是我們的東晉詩人最有先見之明。「採菊東籬下，悠然見南山。」這樣的生活，忙碌的現代人誰不嚮往呢？

「人類在上百萬年的歷史中一直生活在一個依賴自然的農耕社會。那時沒有電燈，沒有電視，沒有收音機，也沒有汽車。人們只能在神話中用『千里眼』、『順風耳』和騰雲駕霧的神仙來寄託自己的美好願望……」路甬祥在〈呼風喚雨的世紀〉一文中，將農耕社會與二十世紀做了對比，農耕文明與工業文明形成鮮明的反差。二十世紀以來，因為科學技術的發展，農耕社會產生了巨大的變化，人類逐漸過渡到工業社會、資訊社會。利用科技的「呼風喚雨」的確帶來了不少便捷與驚喜，醫療技術的進步和衛生環境的改善，也使人類的平均壽命有所延長。可是在經歷了工業文明的洗禮後，二十一世紀的我們突然發現自己天天吃進化學農業生產出來的有毒食物，天天呼吸污濁的毒氣，連我們日常飲水都難逃中毒的噩運，老年病開始年輕化，前所未聞的疑難雜症似乎愈來愈多，罹患不治之症也好像離自己愈來愈近。為了發展，為了所謂的財富與幸福，我們貪婪虛偽，我們疲於奔命，我們苦中作樂，甚至以苦為樂。生活環境與生活方式的改變帶來了生活狀態乃至心理狀態的改變。

我們忘記了我們要什麼，我們忘記了我們是誰，我們忘記了在索取後終究要付出代價。

金恩不會這樣悲觀，即使他也更懷念過去的生活。

一方面，他覺得大自然比我們想像的堅韌。他雖感慨大自然千迴百轉的無常變遷，卻更驚嘆於大自然運籌帷幄的隨機應變。他說，面對變化甚至逆境的時候，我們得像大自然一樣氣定神閒，能容大度，兵來將擋，水來土掩。通俗地說，就是我們要學會積極地看待、接受和應對眼前的一切。就像蜜蜂、櫟樹、白蠟和榆樹，總有辦法挺過難關、延續子嗣。就連動物們——負鼠、野貓、鳥兒、蝙蝠、蚊子、老鷹等等，都學會了適應人類社會，我們當然更應該有自信。說不定，我們對包括癌症在內的「諸多擔憂都是因為孤陋寡聞才小題大做」。

另一方面，他呼籲我們更加細心地聆聽大自然的聲音；田園生活雖然好，任意妄為不可行。歐防風就在教我們怎樣為人處世，修行養生；繁縷和豬草則甘願充當反面教材，警示我們一切違背自然規律的活動都必然招惹禍害，自食惡果。聆聽大自然的聲音不能光說不練，還得順應自然規律行事。羊群不想過河就不能硬逼，草坪不需要修剪就不要自找沒趣，偷懶有時沒壞處，省心省力又省錢，倒行逆施說不定反而帶來生命危險。勞動誠可貴，生命價更高。即便是農活也要講求方式方法，巧借力才能事半功倍；也不必刻意拒絕各種現代化手段的幫助，它們也許會成為我們長壽的功臣。

其實，中華民族智慧的先祖早在幾千年前就告誡過我們天人合一的道理，許多年以後，美國的金恩才參悟「道法自然」。這對金恩而言難能可貴，因為他沒有盲從西方篤信的「人定勝天」——不然他怎麼會自詡是「執拗的農夫」呢？聽完他的講述，我們發覺，回歸自然，順應自然，與自然友好共處，更重要的是放下「萬物靈長」的架子，虛心向自然討教學習，生命的品質會因此發生變化，這樣的田園生活也才有更重要的社會現實意義。

二、死亡篇：神龜雖壽，猶有竟時，騰蛇乘霧，終為土灰

金恩是在得知自己身患癌症之後，才開始動筆寫這本書的。他沒想過能看到書

的出版，甚至沒想過會完成這部著作。癌症的消息讓他很吃驚，因為它撕碎了他能永享幸福生活的美夢。從夢中驚醒，他覺得，是時候寫寫「長生不死」這樣的話題了。可能是花園療法的魔力，也可能是現代醫學創造的奇蹟，他與死亡擦肩而過。金恩在書中探討永生，而他戰勝癌症的經歷，便成為貫穿全文的一條隱形線索。

多數人往往到迫不得已的時候，比如遭受突如其來的變故，才會意識到無常的存在，總以為是無常帶來了痛苦。其實，造成痛苦的不是無常本身，而是由於對無常缺乏了解而產生的恐懼。對死亡亦復如是。我們對死亡的恐懼源於對死亡的無知和死神的鐵面無私。它不會因為你是名人富豪而退避三舍，也不會因為你窮困潦倒而窮追不捨；它不會為你的花容月貌垂涎三尺，也不會為你的深情祈禱而垂憐照拂。當它降臨，你在世間擁有的一切都將離你而去，你尤為珍愛的色身也終歸瓦解成灰。對於無常和死亡這樣絕情的「陌生」朋友，我們不該閃躲，應該去觀察、去了解；認識它們不僅能消除我們盲目的恐懼，讓我們在關鍵時刻應付自如，也能讓我們生活得更加坦然、更有方向。

金恩便是如此，即使他也曾不知所措。

他開始接受無常，觀察生命，思索死亡。他一邊珍惜著自己熟悉的牧場生活，比以往更仔細地觀察農場和花園的一切，一邊適應著牧場和時代的變化，了解有關長生的最新發展。母親墳頭的雙領鴿和貓咪喬姬留下的小貓首先給了他堅強的信心——看到死更要看到生。而科學和宗教都沒有解除他的困惑，這兩者為追求「不死」所做的種種努力，也絲毫沒能緩解他的憂慮。受到大自然啟發，執拗的他又一次特立獨行，屏棄好大喜功的科學，背離愛慕虛榮的宗教，從道家「物質永恆」的觀點出發，找到了能讓他安心直面死亡的答案，萬物都能在食物鏈上得到永生，死亡不過是生命形式轉變的開始。墓地作為逝者的家園，如果加以合理利用或者奉行簡易的環保自然葬，也許能實踐金恩「永生」的理念。可是要轉變整個民族的思想難於登天，對「自殺」的調查便暴露出傳統文化與習慣制度潛移默化的副作用；哈里森先生的經歷也訴說著「死亡」別樣的身不由己；人們對禿鷲的忽視更證明，思想觀念，或者說思維方式，本身就是一種桎梏。

但是不管怎樣，既然已經找到了關於永生的答案，金恩總算踏實了，只是還會為歲月流逝而感傷。母親的離世，兒孫的成長，自己的老去，生活的變化，這些依然會讓他嘗到無常的痛。好在，他慢慢領悟到，關鍵要把握當下，生命會終結，記憶卻能永恆。

奇妙的是就在金恩放下恐懼的時刻，癌症也放過了他。我們也許應該感謝無常，正因凡事都有改變的可能，即使面對死亡，也還有希望。

三、生命篇：生死一如，了生脫死

生死是人生的大事，每個宗教要解決的都是這個問題，一切哲學要解決的也是這個問題。世俗的學問也還是從精神和物質兩方面來尋求人的終極關懷，解決人的生死大事。金恩也發現，「我們人類最大的興趣還是想知道如何才能永生」，即使不能永生，至少也要活得長久一點。

就在我翻譯本書期間，人們也沒有停止對長生的關注與探索。二〇一四年媒體報導墨西哥薩波潘市的老太太莉安德拉·貝塞拉倫·倫布雷拉斯（Leandra Becerra Lumbreras）生於一八八七年八月三十一日，是截至報導時全球最長壽的人（在她之前，中國廣西河池市巴馬縣的瑤族老太太羅美珍也活到了一百二十七歲；烏茲別克的老人圖蒂．尤蘇波娃在二〇〇九年已達一百二十八歲）。老太太說，長壽最大的壞處是「白髮人送黑髮人」，她已經送走了五名子女，還有幾名孫子輩。活到一百多歲就要反覆承受這樣的痛苦，如果長生不死，這樣的事豈不成了家常便飯，可如果晚輩們也全都長生不死，金恩在書中擔憂的事就變成了現實。這麼多人，地球怎麼容納得下？

也許你聽說過「火星一號」。這是由荷蘭私人公司發起的火星探索移民計畫，目的是於二〇二三年在火星建立永久殖民地。這個計畫在全球招募移民志願者，經過層層篩選，最終將有二十四人接受嚴格培訓，並從二〇二四年開始被陸續送往火星。聽上去很刺激，你是否也躍躍欲試？可如果告訴你，該計畫為單程之旅，有去無回，你還願意參加嗎？你也許開始懷疑這件事是否理智，但它真的在如火如荼地進行。目前，這個專案已受到各種各樣的批評和可行性的質疑，也引起了各方的討論。說不定金恩也在留意這個計畫的進展，把它當作下本書的素材呢！

人究竟能活多久？國內外的研究仍在繼續，至今沒有確切的答案。中央電視台於二〇一三年首度播出大型紀錄片《長壽密碼》，對「長生」的系列話題進行了一定程度的分析和探討。吐魯番地區人民醫院主治醫師米吉提在接受採訪時說，無論植物、動物還是人類，其壽命都是生長期的七倍，動植物的壽命已經達到了它們生長期的七倍，唯獨人類尚未達到。這麼說來，在衝刺生命極限這件事上，我們人類果真要向大自然求教。金恩獨闢蹊徑還真走對了路。而就在一般人都把希望寄託於「長生」這一端時，美國科學家羅伯特·蘭薩（Robert Lanza）卻對不「死」有了新發現。他聲稱，利用量子物理學可以證明死後其實有另一個世界，而死亡只是人類創造出的幻覺[2]。這竟然與金恩思索得出的結論不謀而合。

在翻譯過程中，我和金恩就是這樣形成了一種跨時空的形影不離的關係。他的故事啟發我思考，而他的思想又帶著我以他的視角關注世界。幾個月下來，農業知識成了我的最愛，花鳥魚蟲開始吸引我的注意——我得在短時間內變成和金恩一樣的「農夫」，否則我走不進他的世界，更別說跟在他身後做翻譯。只是這個老人精力充沛，不僅擅長務農，還很關心時事。他知識面廣，思維敏銳，寫作起來天馬行空，我這個年輕人跟在後頭還真要花點功夫。幸好我與他一樣熱愛自然，勤於思考，

2 參見羅伯特·蘭薩提出的「生物中心主義」（Biocentrism）。

我也想探索生命和死亡的奧祕。

金恩說他不信宗教、懷疑科學，然而不論是他對生死的理解，還是他對永生的信念，都在某種程度上與佛家的理念重合。佛教認為，生命與死亡是一體的兩面：人死並不是生命的極限，僅僅是這一期生命的終點站，但不是絕對意義上的終點，還有一個地方可去；此生的結束，意謂下一期生命的開始；佛家的終極關懷，是從生命的當下做起，不是等到生命要結束的時候再來做。聖嚴法師在《生與死的尊嚴》中提到：「生是權利，死也是權利；生是責任，死也是責任。活著的時候，接受它、運用它；結束的時候，接受它、歡迎它……應該珍惜生命、尊重生命的可貴，並且運用生命使自己成長，奉獻他人。」淨慧長老提倡「生活禪」，也就是在生活中了生死，因為死亡不僅是人生不可避免的一件事，還是一生之中隨時都可能發生的一件事。他開示道：「了生，就是在人生旅程之中怎樣活得更好；脫死，就是在走完人生旅程之後，怎樣死得更好。人要想生存得好，就要了生，想要死得灑脫，就要脫死。脫死不是不死，脫死是在了生的基礎上，死得瀟瀟灑灑、自在安樂……如果有真誠的信仰，坦然面對，死生一如，當下就體會到如來如去，你就真正能夠視死如歸，就真正能夠進入到無住涅槃。」

金恩本來是要學習成為一位天主教神父，現在他卻自創了一套屬於自己的信仰，快樂地經營自己的天堂。這份信仰流淌在字裡行間，變作對傳統習俗的調侃，化成對宗教科學的揶揄。他覺得它們都徒有其表，毫無事實真相。他不怕惹惱那些被主流論調催眠的各路人士。他相信，只有大自然才會告訴我們萬物的真諦。他像一個老朋友，親切地對我們把自己的故事娓娓道來，帶領我們回歸自然，走向自省。而他執拗的叛逆，也給我們敲響了警鐘，也許約束我們長生的，不是時空，而是我們自己。

願大家都能「在生活中了生死，在了生死中生活」！

劉映希

作者序

回歸永恆花園

作為一名癌症存活者，我自然而然地開始用更多的時間思考生與死，而我發現許多身體健康的人和我一樣，也在思考生死問題。這讓我感覺到，人離大自然愈遠，就愈懼怕生命中最自然的事——死亡。或許這只是我的想像，畢竟人生自古都怕死，但是人們因為怕死而想出來的新鮮事，似乎愈來愈多。網路就提供一種服務[3]，有了它，我們就能永遠掛在網路上像小鳥叫一樣「嘰嘰喳喳」說個不停。為這款電子產品進行前期宣傳的廣告這樣說道：「即使心跳停止，你的推特不息。」

恰恰這時委內瑞拉總統烏戈·查維茲（Hugo Chávez）撒手人寰，他的遺體則像法老時代那樣被「給予防腐保護傳諸後世瞻仰」。這位總統的遺體雖然不會真的

3 此處指推特（Twitter）推出的LivesOn（意為「延續生命」應用程式）。

用那種手法處理，但會「永久」地被「保存」和陳列於博物館。在我看來，這比死後用推特發文，甚至比臨終時冷凍身體，等著未來科技幫自己復活，然後再接著發推特文更可悲。但是，不管有沒有符合嚴格的定義，製作木乃伊都不算追求長生不死的最可悲方式，更可悲的是那些活著就在追求不死的兩派人——他們要嘛投奔宗教，要嘛仰仗科技，百般努力，只為升入朦朧的永恆國度覓得永生。我的電腦維修員說，我無需再擔心會丟失資料夾裡的寶貴文字，它們會自動備份到「雲端」，在那裡，只要電子世界的上帝規定了我的文字不可侵犯，它們就沒人敢碰。

接著，好像老天也有意幫我說服出版商出版這本書，「死亡咖啡館」流行了起來。據我調查，第一家死亡咖啡館於二〇一一年出現在英格蘭，可到了二〇一二年，它已經遍布各地。所謂「死亡咖啡館」，其實是想討論死亡的人聚在一塊，一邊談論死亡，一邊喝茶吃蛋糕，或者一邊灌著烈酒（神靈鬼魂全都虛無縹緲，唯烈酒[4]實實在在）。死亡還能讓人把酒言歡，這看著就怕人的事竟能一呼百應。也許是因為他們愈來愈不願接受死後還有來世的教義，父母輩要上天堂投入耶穌懷抱幸福永生的觀念，再也不能使他們得到滿足。他們似乎也不喜歡伊斯蘭教的說法，《古

4 原文spirit一語雙關，既指神靈、鬼魂、靈魂等等，又含烈酒之義。

蘭經》說在天堂可以永恆享受美麗處女的陪伴，但不准跟她們有肉體接觸。對我來說這應該算是地獄。

如果人類已經這般迫切地要聚在死亡咖啡館裡討論墓後生活，那我覺得自己關於這個話題的奇思異想，可能也不算太天馬行空。親愛的讀者，我可以向你保證，如果你是園丁或者農夫，只要用我的方法，或者說自然界的方法，就算你停止了心跳，停止了除草，你也能無限期地滋養這片土地，而不用推特就能辦到。隨著你的屍體腐爛，你會回歸到食物鏈這個無始無終的永恆花園，你愛的人會覺得你更仁慈——若非其他緣故，則至少因為你沒在死後還繼續不停地發推特文，這對他們就算是行行好啦。

我寫這本書是因為我相信人類（包括我自己）都是不理性的，但是不理性也不全是壞事。春雪突降，給大地披上了厚厚的雪毯，菟葵卻在雪地上愉快地開著黃花，相當不合邏輯吧！但此情此景，嗯！賞心悅目。人類的無理性之所以極為不妙，全是因為人類具有暴力傾向，而這點尤其致命。但凡兩個或兩個以上的人聚在一起，他們終將互相殘殺，即使只剩一個人，他或她也很可能會自殺，因為除了自己，再沒別人可殺了。這一切如此荒唐就在於，這些被基因鎖定的殺手們，不僅個個會想方設法使自己活下來，還會不惜以自己的生命為代價，保護當下不對其構成威脅的人。人類活動的整個文化史都在講述一個真實的故事，故事裡的人用一隻手殺生，卻用另一隻手救命。

這種兩面性讓我看到了希望——人類的基因型不斷演變，終將使人類無法自相殘殺。那會是一個奇蹟，而相信奇蹟也很瘋狂。儘管如此，我的期望卻與上文所述完全相反（人類瘋狂的又一表現），我衷心希望這本書能給那些面對死亡的人帶來慰藉，也就是我們所有人。

金恩・洛格斯頓

01

非永久牧場

Impermanent Pastures

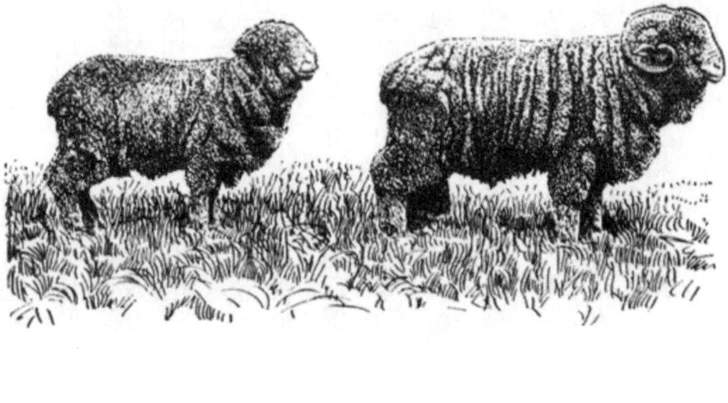

我不知道自己從什麼時候開始了懷疑，懷疑過去所學的一切——生與死、因與果、始與終、有限與無窮、永恆與無常；但我知道，自己的這些疑惑，何時如兵臨城下般，到了非解決不可的地步。四十年前，我選擇回到兒時舊地度過餘生，落腳安家的那塊狹長地就在小溪邊上。舊地圖稱這小溪叫沃泊爾溪，因為附近曾住過一位懷安多特[5]印第安酋長。小溪勉強有五英尺寬、一英尺深（汛期除外），是連接我現在的土地和我兒時家園（小溪上游約兩英里處）的紐帶，中間數百英畝的溪谷是我童年時的遊樂場，也是我成年後的人生學堂。低矮卻十分陡峭的山丘環抱這片小溪谷，一個多世紀以來，放牧的羊群將谷間的草地修整得如同高爾夫球場一般平滑。我可以在這片草地上自由自在地徜徉，因為整塊地都歸我母親的家族，也就是羅爾（Rall）家族成員所有。但我並沒因為這樣的好運而心懷感激，我認為這是理所應當的。誰都可以隨心所欲地在幾百英畝的私人大草地上漫步閒逛，不是嗎？打孩提時，我們就把這片草地叫作「永久牧場」。「永久」和「牧場」這兩個字在我們的腦海裡簡直就是一個詞——永久牧場。我們的父母都是牧場上的農民，他們就是這樣稱呼它的。在我們心裡，它以前是牧場，現在是牧場，將來也一樣是

5 Wyandot，也稱溫達特人（Wendat）或休倫人，是北美原住民。

牧場。

從這片牧場本身，我就該領悟到「永久」不過是種假象。譬如說，那些慢慢腐爛的老樹樁默默講述著牧場的過去。這裡曾經是一片林地，它們都是這裡的參天大樹。如今這裡成了牧場，它們也只剩巨大殘樁星羅棋布。再譬如說，聖詹姆斯澗匯入沃泊爾溪的地方（真神奇，在俄亥俄州的一個牧羊場深處居然會同時出現歐洲猶太基督徒和美洲原住民的名字），有一個史前建成的土壘，現在依舊屹立在那。至少大家都說它是人工建造的，土壘孤單地杵在那，顯得有點突兀，與沿溪的谷坡不相連。我被徹底迷住了，還把圖書館所有和「築丘人」[6]相關的書讀了個遍。我知道，比我們先住在這兒的懷安多特印第安人與德拉瓦印第安人都不是神祕的築丘人。我站在梨形土丘的最高處，想像那些神祕人像書中描述的那樣，把一筐又一筐的泥土搬到這裡。我假裝自己穿越到他們的文化時代，成了他們當中的一員。我想用意念讓他們現身，要他們從土裡冒出來對我說話。他們在兩條溪流的交匯處築土丘有什麼原因嗎？難道這裡在他們那個時代就已經是整個溪谷裡最佳的垂釣點了？

從我家出門跨過沃泊爾溪，對面小山的山脊上有條棄用的水井管道，周圍散落

6 Mound Builders，美國印第安人習慣生活在一種土堆式的屋子裡，故被稱為「築丘人」。

著一件件陶器，證明這裡顯然住過一戶美洲拓荒人。事情變得更神祕了。我的一個姊妹在這裡發現了一枚黃金結婚戒指，後來與她丈夫在這附近建起了他們的新家。在這裡找到我們的文化才有的人造物之所以令人震驚，是因為有時我們也能在這裡發現古文明用具，比如燧石箭頭。家裡人傳說有個黑人曾住在這兒的一間小棚屋，他為我們的祖父工作過。但是，有戶人家曾在這裡居住是很明顯的事，而且他們住在這裡的時間比祖父在世的時間還要早，住的房子也絕不僅僅是個小棚屋。無論如何，這些人對我們來說就和建土丘的那些人一樣神祕。母親把那些散落一地的陶器叫作「瓷器」，而盛產瓷器的中國卻同築丘人一樣，與我們相距遙遠。

面對如此古老神祕的土丘，我們家族的第一反應是褻瀆它。我的一個老伯父告訴我，曾祖父曾在土丘上犁地，還在上面種起了玉米。如果是藉助馬匹和單底板犁，這還可能辦到，但要想用拖拉機在上面作業，那就沒什麼可能了，因為土丘的三面斜坡實在太陡了。我本來不太相信伯父的話，可順著他手指的方向，我居然真看到與土丘一溪之隔的峭坡上有老犁溝。那山坡已是雜草叢生，老犁溝的痕跡卻依然清晰可見。如果在那些山丘上都能犁地，我猜在這個土丘上也可以犁。可是，那些早期的定居者為什麼偏要在陡峭的山坡上耕田種地呢？附近不是有平坦又肥沃的窪地嗎？很有可能是因為當時的平地上長著大樹，必須先清理掉，而且還要用暗管排水，才能夠耕種。

這片土地的種種遺跡都在不停告訴我，這個溪谷絕非天生就是牧場，事實清楚，證據確鑿。它之所以成了牧場，只是因為早期在這裡生活的農民最後發現，谷中的山坡雖然很低，但是太過陡峭，不適宜長期耕種，而且小溪近旁的一些平地過於濕軟，跟沼澤地差不多，也容易被水淹。再說，以前每個農場都需要草地來放牧飼養的牛羊，所以從經濟效益的角度來說，把山坡都變成牧場比較合理。當然了，一切都得經濟說了算。

一九七五年，我回到了自己摯愛的兒時樂園，它依然是一片牧場，還有幾片小樹林，四處都是牛羊。看著兒女像往日的我一樣，夏天在牧場草地上嬉戲玩耍，冬天乘雪橇滑下山坡，我快活極了。這種延續好似堡壘守護著我珍藏的感覺：永久牧場的一切都不會變。我已經因為新房屋一座座拔地而起，而離開了先前在明尼蘇達州、印第安那州和賓夕法尼亞州的珍貴住所。我現在會做噩夢，夢到家鄉的這些牧場上也擠滿了地產開發區，一塊塊的，支離破碎。
可自從我回到家，除了我們家的幾英畝地，以及兒時樂園另一端的姊夫妹夫們的另外幾英畝地，「永久牧場」就一直在遭遇我始料未及的變故。不論是採用機械將糧食耕種產業化的糧農，還是飼養牲畜放牧牛羊的牧場主人，都愈來愈瞧不上它。現代化的機械設備體型規格都不小，在傾斜的山坡和溪邊的小山谷裡用它們耕作收割可不划算。這個時代的農業奉行「不做大就滾蛋」。這片牧場的土地就不夠廣闊，在這裡放牧，沒辦法創造利潤。政府也來湊熱鬧，還制定了獎勵政策，鼓勵農民放棄在溪畔種田、放牧。就這樣，這些牧場慢慢恢復成樹林的模樣。我也就這樣看著，戀戀不捨，充滿敬畏，看著昔日的草坪變成一叢叢野草和灌木，這一看將近四十年。二〇一三年，樹苗的長勢喜人。倘若有個懷安多特印第安人在一八七〇年到沃泊爾小溪沿岸的林地睡上一覺，然後在二〇七〇年像瑞普．凡．溫克[7]那樣醒來，他很有可能會覺察不到周遭景物的變化，但他也許會看到樹林間大得跟恐龍骨頭一樣的金屬殘骸，那些都是正在腐朽的農用機器。
牧場的變化如蝸行牛步，十年過去我都沒發覺有何不同。當時我想把那塊地全

7 Rip Van Winkle，是美國作家華盛頓．歐文創作的著名短篇小說〈李伯大夢〉（Rip Van Winkle）裡的主人公。他為了躲避嘮叨兇悍的妻子，獨自到山上去打獵，在喝了別人給的仙酒後睡了一覺，醒後下山回家，才發現已過了整整二十年。

買下來，只可惜錢不夠。終於有一天，野草和灌木長得太過茂密，我再也沒法從中穿行而過了。我只好趴在地上，匍匐前進，有時爬著爬著便失聲痛哭，為我逝去的青春哀悼。漸漸我才明白，退牧還林不過是大自然在做它該做的事，又沒什麼壞處，只有我才把它想得這麼傷感，還哭哭啼啼。

但我至少學會了不可輕率地預測以後的事，變故也可能有轉機。說不定，要不了一百年，一種「新」農業就會捲土重來，年輕的「拓荒者們」會再次清理這片土地，然後在這放牧牛羊。或者，也可以把這些老山丘變成一個高爾夫球場。聽起來很荒謬，其實不然。山谷上那處平坦的開闊地（距離土丘不到一千英尺）就有一個給飛機起降的跑道，那是羅爾起降場，在一九三〇年代興盛一時。那時候，人們對飛行懷有許多宏大的願景——家家戶戶的穀倉裡都有架飛機。可是，自從一架飛機俯衝到老犁溝裡之後，看到飛機皺得與手風琴沒啥兩樣這一幕，更讓我的叔公拿定了主意。他從吊帶褲的前口袋裡掏出日記本，用他那截鉛筆頭「唰唰」記下：玉米比飛機跑道值錢。

我怎麼會有「永久」這樣愚蠢的想法，還連帶有了「不朽」、「無窮」、「無限空間」這一系列的概念呢？它們都超出了人類思維可以理解的範疇。我多少還能理解人壽有限、牧場會變、地界存大小、事件論始終，但我為什麼就是要折磨自己老想著「永恆」、「永久牧場」呢？其他動物都只知道活在當下，不自覺地遵循著一種智慧，而我用了八十年時間才認知到有這種智慧，而且很可能要再用上八十年才能將它掌握。我的那隻黑母雞能把牠那首咕咕雞之歌從早到晚唱個不停，對自己的生活知足極了，因為牠不知道在牠的雞窩那兒就能隱約看見舊土壘，不知道老犁溝給不該耕種的山坡留下了道疤，不去想牠腳下的地裡可能就埋著燧石箭頭，更不擔心自己幾分鐘後可能就會死在老鷹爪下。聽牠無憂無慮地唱歡歌我就嫉妒，因為我可知道，致命危機四處可見。我唱的大多是悲歌，邊唱還得邊警惕背後。我是不是也可以說服自己接受黑母雞的道理：現實世界裡沒有開始，也沒有結束，只有永遠的當下。

這可不是稀奇古怪的無聊哲思。今天，無論你往哪兒看，都是那些頭腦非凡的人在給你解釋「無窮」這個概念。他們煞費苦心，力求把糾纏我們不放卻又始終讓我們捉摸不透的想法解釋得一清二楚。比如希格斯玻色子[8]。如果關於玻色子的這

8 Higgs boson，粒子物理學標準模型預言存在的一種基本粒子，自旋為零，不帶電荷、色荷，非常不穩定，在生成後會立刻衰變。二〇一三年十月八日，比利時理論物理學家弗朗索瓦・恩格勒（Francois Englert）和英國理論物理學家希格斯，因希格斯玻色子的理論預言獲諾貝爾物理學獎。

番見解出自尋常百姓，我們肯定會笑他們吃飽了沒事幹；但它卻出自高高在上的知識分子，也就是所謂的科學家。他們懷疑「無窮」裡大有學問，他們覺得自己有責任弄個明白，因為它跟「太空」有關。他們發明新詞。給事物命名就賦予了它們身分，也就好像給了它們定義。我們幾乎可以相信，我們已經掌握了有關空間無窮的具體知識，因為我們現在不僅能發出「玻色子」這個詞的音，還能給它定位，它就在希格斯「場」[9]裡。玻色子是一種亞原子粒，根據定義，它沒有大小。我的腦海裡立刻升起了一面面紅旗，尤其是希格斯派現在在爭論，他們是否真的像最近新聞報導的那樣發現了玻色子。為了向可憐無知的老百姓們描述陌生的玻色子，希格斯派運用了各種富於想像力的比喻。我在網路上讀到一位作者將玻色子比作一場純白暴風雪裡的一片純白雪花，落到了被純白雪花覆蓋的無垠大地上。另一位作者則把希格斯場描述為：許多玻色子在「無形的薄霧」中像「暗能量」一樣漫步閒遊的地方。還有位作者為了使玻色子簡單易懂，暗指它們是因為風吹而從牆上篩下來的塵埃，但前提是這面牆實際上並不存在。這是詩人和神學家喜好的那種胡說八道。其實我自己就挺喜歡這種胡說八道的，但我確實沒法將源自這類空泛文字的推論當事

9 Higgs field，被假定為一種遍布於宇宙的量子場。按照標準模型的希格斯機制，某些基本粒子因為與希格斯場之間相互作用而獲得質量。假若能夠尋找到希格斯玻色子，則可以明確地證實希格斯場也存在於宇宙，就好像從觀察海面的波浪可以推論出大海的存在。連帶地，也可確認希格斯機制與標準模型基本無誤。

實，尤其是那個沒有大小的東西到底找沒找著都還沒定論呢。我想，也許玻色子是天使，我很好奇有多少個玻色子能同時在大頭針的頂部跳舞。儘管相關科學家不喜歡，但希格斯玻色子被稱作「上帝粒子」。一語中的。科學正試圖識別和定義無窮的智慧。它想要重塑上帝。

那麼遙遠太空的最新發現又是怎樣的呢？我們的望遠鏡已經找到了「鳳凰星系團」，它容納著數十萬星系，這些星系每年甩出七百顆星（聽說是這樣）。即便只是一個星系的規模都已經讓人類無法想像了，幾十萬個這樣的星系群集成一「團」，向外甩著星星，就像一台發球機向外吐出棒球一樣，簡直不可思議。就在我試著把玻色子、鳳凰星系團、暗能量和無形的薄霧弄明白的時候，我懷疑那些相信科學的人跟相信上帝主宰一切的人一樣好騙。也許最容易上當受騙的，是那些既相信科學又相信上帝的人。

然而，我的困惑最終幾乎被解開了，不過，我用的是宗教與科學都棄之不用的辦法。或許，「物理」或者是「物質」世界，不論你想怎麼稱呼「它」，是永恆的。「它」沒有開端也不會結束。這種想法雖然與宗教和科學堅持的理念相矛盾——宗教堅持是上帝創造了一切，科學則堅持每個自然結果都必定源於一個自然起因——卻消除了許多我對宗教和科學的疑惑。我再也不用為萬事萬物如何開始又將如何結束而煩惱了。

站在我那小山谷的印第安土丘上，我原以為自己想出了一個關於「萬物之義」[10]的新觀點，結果發現這個觀點在道家學說裡早有述及，在那之後至少六百年，基督教才剛出現。而且如果考古學家沒弄錯，那時我的土丘也多半沒建起來。不僅如此，從那以後，這個觀點還被重提多次。我只是沒讀到合適的書。可是，要找到合適的書談何容易，要知道，我的新觀點既不同意宗教所堅持的上帝創造了一切，也不符合科學所堅持的每個自然結果都必定源於一個自然起因。雖然二者都解釋了萬物的起源，但那些見解我都不太滿意。我覺得，萬物沒有開端，宗教和科學卻不能很好地解釋我這個看似離經叛道的觀點。這個結論（假如以我的新思維為出發點，我還敢用「結論」這種字眼）的作用可不一般，不僅能解除我對「無窮」的困惑，也能幫我擺脫對死亡的恐懼。在我看來，正是因為對死亡的恐懼，人類才去探索自己無法想像的遙遠太空，去那兒尋找人類同樣無法想像的永生。一旦認定世上沒有死亡

---

10 引用《萬物之義：一個公民兼科學家的思考》（*The Meaning of It All: Thoughts of a Citizen-Scientist*）的書名，作者是諾貝爾物理獎得主理查・費曼（Richard P. Feynman）。書中收集了作者於一九六三年發表的三篇公開演講（此前未出版），研究了科學與社會的關係。

這回事，有的只是生命形式的轉變，人類恐懼死亡的揪心偏執也會逐漸消失。

接下來我突然發現，我自己正面對死亡。這回是真的，不是假設。我得癌症了。接受治療的日子，記錄時間簡化成了記錄化療次數，而治療後癌症會不會緩解卻是個未知數。關於永生的那些想法，我本來還猶猶豫豫、將信將疑，現在卻開始成為我的精神支柱。歷經恐懼、憤怒、麻木之後，我才平心靜氣地意識到，沉溺於思考死亡無異於計算暗能量或是幻想沃泊爾溪谷何時會再清理成牧場，這些都是在浪費時間。

可是很奇怪，我沒去研究道家學說，儘管那是我對「永生」新解的哲學根源。我反而開始研究我的花園和農場。我比之前花更多的時間，蹲坐在屬於我的這一小塊自然天地中。我想要的答案，至少能挽救我於絕望的答案，就在我的眼前。其實大自然一直都想告訴我那些我需要知道的事，而我卻總讓來自非自然世界和超自然世界的聲音將它淹沒。我坐在花園裡，身體虛弱得彎不下腰去拔草，但我卻能近乎平靜地面對死亡。因為我已經明白，我的花園是整個地球花園的一部分，所以它是永恆的；我是地球花園的一部分，所以我也是永恆的一分子。這才是我心目中永恆天堂的模樣。

02

神奇的花園療法

Garden Therapy Along with Chemotherapy

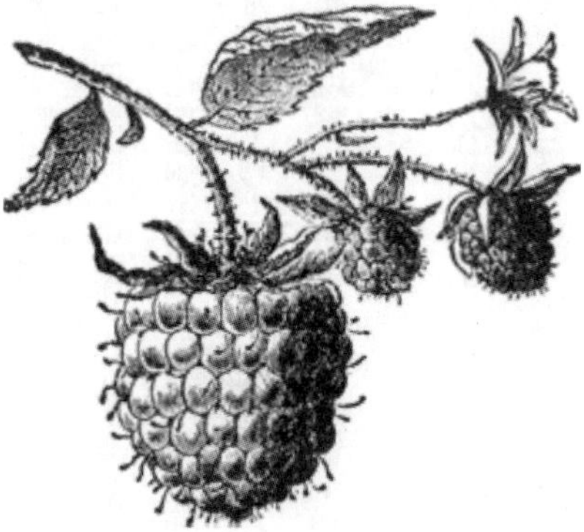

我有個觀念，園丁和農夫要比其他人更容易接受死亡。每天，我們都在幫助動植物生命的誕生，又在幫助它們結束生命。我們適應了食物鏈文化。在這場由所有生物組成的盛宴裡，每一位「食客」的座次我們都了然於心，我們知道它們吃誰，也知道誰吃它們。我們懂得大自然的一切都處於不斷變化之中。我一年四季都在一塊草莓地上忙著，可到頭來，結果的時間只有三個星期。卡蘿全年照看的那片鳶尾，真正盛開的時間也不過兩週。整個冬季，孤挺花都端坐在地下室的花盆裡打瞌睡，三月卻突然醒來，吐出兩朵花，美豔不可方物。不到十天，花朵凋零，一年一場的演出到此結束，若想再看，且待來年。這便是現實生命與死亡的事實，如此令人難以接受。

早春，牧羊人都會沒日沒夜地為母羊助產，有時為了保住還沒出生便要夭折的小羊羔，更是通宵達旦地忙個不停。跪在糞肥和胎衣上，把整個前臂伸進母羊的肚子裡，可真不好玩。接下來的整個夏天，還要好好看守母羊和小羊羔，為牠們驅蟲，保護牠們免受蛆、狼、郊狼和鄰家惡狗的傷害。我們圖的是什麼?當然不是錢，我們沒幾個是靠養羊賺到大錢的。但是一看到那些小羊羔在春天的綠草地上蹦蹦跳跳，所有為牲們受的苦與痛就全部煙消雲散，牧羊人只覺歡喜。秋天來了，曾被傾注許多辛勞與關愛的羊羔會被運到牲畜圍場等待屠宰。我的一個朋友一生務農，他為我講了個讓他感動得掉眼淚的故事。有一次他把自己養的肉牛送到圍場後沒走，留在那兒看牠們出售。圍場很大，各個農夫送來的牲畜被分開關著，等著被拍賣。畜欄上方有個狹窄的通道，從那裡可以看到所有圈存的牲畜。我的朋友走上那兒，想最後看一眼他的牛。就在他與另一個農夫說話的時候，他的牛認出了他的聲音，全都抬起頭來可憐兮兮地衝著他大叫。「牠們聽到了我的聲音。牠們大聲叫，求我救救牠們。」我的朋友說，「那一幕震撼了我的心靈。」

過去我常問自己，是怎樣一種任性使我們這些園丁和農夫非要過這樣的生活，可是，直到我得了癌症，面對死亡的時候，我才能開始堅定地回答這個問題。那個春天，我的身體太虛弱，卡蘿不得不承擔打理花園的大部分工作。但是有時，在兩次化療的間歇，我體力還過得去，就坐在椅子上用手和鋤頭除草。實際上，這樣坐著除草並不舒服，所以我大部分時間其實都跪在地上，拔一會兒草，就撐著椅子起身，坐一坐，喘喘氣，再站起來鋤一會兒地，再坐下來休息一會兒。這樣幹活逼著我和周圍的生命形成了一種分外親密的關係。我的一個首要任務是收拾一年都沒打理的那片黑樹莓。我沒開著耕耘機轟隆隆地在田壟間壓來壓去，也沒大力地揮舞鋤頭埋頭苦幹，那樣總是太趕太匆忙。我坐在地裡，身邊全是樹莓藤，不斷向四周舒展攀爬的藤枝使這裡看起來更像是一個小小的叢林，而不是花園。我只能除掉靠椅子最近的草，鋤鋤地，把最近的藤枝修剪修剪，然後提起椅子往前挪一挪，再接著忙。遇到擋住去路的藤枝，我就把它們踩在腳下，或者把它們推開，要嘛，就任由它們纏繞。一言以蔽之，我和樹莓王國水乳交融。

長期與樹莓那樣親密接觸，我對周圍的植物也變敏感了，它們像萬花筒一樣千變萬化，但我以前卻多半對它們視而不見。在這裡找到任性的繁縷、討厭的苦苣菜和頑固的蒲公英都在我的預料中，只是那可愛的蒔蘿究竟是從哪來的？我就留它在那任其生長，行嗎？（行啊——當你身體虛弱的時候，幾乎任何混栽的效果都瞬間變得好了起來。）這種奇怪的草又是什麼？那麼快就長得一地都是。原本看著像牛筋草，直到結籽——好像三小時後就結籽了。事實上，這塊地大約十五英尺寬、三十英尺長，面積真不大，但就在這片黑樹莓下，我卻數出了十九種不同的野草。

其中還有蓬子菜。它們到底從哪來的？

樹苗也在這裡把根紮牢了，真令我沮喪。這塊樹莓地，好歹我還鋪過樹葉護根，現在竟成了小樹苗的天堂，尤其是旁邊就有座小樹林。才一年沒除草，藤下就冒出了至少二十株白蠟苗、十二株黑胡桃苗。我這才明白，人們大可不必在植樹節這天熱情高漲地弄一堆活動來種樹。真想讓某個地方多長出些樹來，只需就地鋪上一英尺厚的樹葉護根，然後就不用管啦。相信我，只要那附近有樹，新樹一定會不請自來。樹莓藤間有幾株兩歲的白蠟苗，去年我沒機會靜靜地坐在藤間，所以沒發現，可它們現在已經五英尺高，都超越了樹莓藤，移栽的樹苗永遠不會長得那麼快。

樹苗告訴我的可不僅是這些。所有的老白蠟樹都因遭到光蠟瘦吉丁蟲（emerald ash borer）的蹂躪而毀於一旦，然而，死亡並不表示白蠟樹就此終結。老白蠟樹死去的地方，白蠟苗無所不在地生長。它們會像榆樹苗那樣一直長，在光蠟瘦吉丁蟲能把它們趕盡殺絕前長到結出種子的年齡。因為光蠟瘦吉丁蟲和榆葉甲（elm beetle）一樣，只向成年大樹取食而對其造成破壞，可是隨著大樹的死去，牠們自己的數量也會急劇下降，這樣小樹就贏得了生長和結籽的時間，結出的種子還會長成更多的大樹。

我恍然大悟。自然界裡沒有什麼會真正死去。各種形式的生命體都在自我更新。相比「死亡」，「更新」才是最適合用於描述自然生命進程的詞。如果我死於癌症，正確的反應應是把我的血肉和骨頭埋入地下作肥料，慶祝大自然獲得了更新。

大部分待在樹莓地的時間，我都只是坐在椅子上什麼也不幹，這卻讓我有了另一個迷人的發現。樹莓正在開花，沒多久，我便發現各式各樣的昆蟲都來做客了，順便傳播花粉。最先來的是蜜蜂和熊蜂。這對我太有意義了，我還以為蜜蜂已經沒了呢！農業新聞到處在給蜜蜂唱輓歌，可顯然林中的那些樹洞裡還有一些野蜂巢。這事本身就值得高興。我們周圍的農場都在廣泛使用威力無敵的化學噴霧，據說就是這樣造成了蜜蜂（還有熊蜂）的數量下降，為此，園藝與農業相關的雜誌和書籍無不焦急擔憂。誰曾想，我們的蜜蜂卻逃過了所有這些威脅牠們生命的新型疾病與有害的化學物質。這給我們上了一課：對壞消息不用反應過度，哪怕是癌症。

接著，我又注意到，其他種類的小昆蟲也在樹莓花間飛來飛去。牠們飛到外頭當然不只是為了鍛鍊身體，也不是在欣賞風景。多數時候牠們都在啜飲花蜜，而在這個過程中，又都不自覺地傳播了花粉，或許只傳了一丁點兒，但是總會有些。這個發現太有價值了，因為人們還在為沒了蜜蜂傳粉而憂心忡忡地發表各種言論。我知道，人們開發藍色果園蜂（blue orchard mason bee）傳播花粉已經取得了一些進展。你現在都能在市場上買到牠們了，連「蜂巢」一起買，這樣好把牠們養在裡頭（牠們其實是獨居型無刺蜂）。據我所知，大地種子公司（Territorial Seed Company）就有賣。但重點是，除了蜜蜂，其他昆蟲也在辛勤地傳粉，只是沒人幫忙宣傳。我興奮地拿起鉛筆與筆記本，把牠們一一記下來，腿上還擺著一本可靠的昆蟲指南。我覺得自己在做的事可是一項重大發現（至少對我來說算是），這個發現的過程就能讓我興奮不已。我可以一連好幾個小時，把自己會死於癌症拋到了腦後。

為樹莓授粉的昆蟲裡，最令人吃驚的要數一種長得有點花俏的蛾——白斑黑虎蛾（eight-spotted forester）。牠身上多為黑色，後翅上各有兩個白色斑點，前腿呈耀眼的橘紅色，前翅上各有一個明亮的黃斑。牠展翅後約為一點二五英寸。所以看上去挺嚇人，無論飛到哪都很容易被看見。而且當然了，和鳥兒相比，蟲子更容易讓人靠近，觀察牠們也就更容易令人滿足。昆蟲指南上介紹了牠的幼蟲吃什麼，但對長成的蛾以何為食卻隻字未提。人們普遍認為，許多飛蛾在其短暫的生命中什麼也沒吃，可是，如果說眼前的這隻蛾不是在花蕊上一點兒一點兒地喝花蜜的話，我倒真想知道牠到底在那幹嘛。

色彩豔麗的傳粉工還有優紅蛺蝶（red admiral butterfly）。昆蟲指南只提到牠的幼蟲主食蛇麻和蕁麻，仍舊沒介紹長成的蝴蝶吃什麼。我眼前的這隻蝴蝶拍著翅膀，從一朵樹莓花飛到另一朵樹莓花上，每次都把頭埋到花瓣裡，顯然是在吸花蜜。我懷疑牠每次傳到另一朵花上的花粉都很少，但再少也還是有一些。

授粉這件事真正讓我開眼界的是一對蜜蜂——金屬綠汗蜂（virescent green metallic bee）和金屬綠集蜂（augochlora green metallic bee），之前我對牠們幾乎一無所知。牠們比蜜蜂小，身體主要呈現帶有光澤的金屬綠，真是「名副其形」。牠們在樹莓花上可謂兢兢業業——落到雄蕊上，俯下身子，用喙管插入花心吸花蜜，光這些個動作，就能給牠們的小腿刷上厚厚一層花粉。讓牠們傳粉，事半功倍。昆蟲指南我用的是《奧杜邦學會圖鑑：昆蟲與蜘蛛》（*The Audubon Society Field Guide to Insects and Spiders*），這本書配有大量插圖，而且相對便宜。圖鑑裡描述了這種蜂怎麼像蜜蜂那樣用花粉來養育幼蟲。但牠們比蜜蜂漂亮，而且還不螫人。

好些銀斑弄蝶（silver-spotted skipper）會頻繁地造訪樹莓花。牠們也是為花蜜而來。通常，我們會在秋冬時節的百日菊上看到牠們。飛來飛去的還有種灰色的小蝴蝶，以及一些小得像蚋但顏色卻很鮮豔的昆蟲，我都叫不出名字。偶爾飛過幾隻瓢蟲，可能是在找蚜蟲吃。可是一隻藍得發亮的蒼蠅——我覺得應該是反吐麗蠅（blue bottle fly）——竟然也來訪花。圖鑑上說牠們吃腐肉。可是查閱更多書籍後發現，某些種類的昆蟲，同類裡雌性和雄性的食物就大相徑庭。就拿蚊子來說，雌性吸血，雄性則吸食花蜜。是的，你沒看錯。雄馬蠅也吸花蜜，禍害牲畜的都是雌馬蠅。說不定麗蠅也只是雌性或雄性喜食腐肉，也說不定雌雄兩性都喜歡來點花蜜當甜點。搬張椅子坐在花園裡才明白，這裡頭有那麼多我不知道的事，而且還有更多的事等著我去發現。

幾隻泥蜂也在花間飛舞，我很驚訝。還有一隻白臉大黃蜂（bald-faced hornet）。我猜牠們一定不喝花蜜，但書本卻否定了我的猜測。實際上，靠吸食花蜜汲取營養的昆蟲數目相當驚人。腿上沒有小刷毛的昆蟲，可能沒法在花朵間傳播很多花粉，但總還是能傳遞一些。何況，就像我逐漸了解到的那樣，昆蟲家族如此龐大，牠們的活動必然產生授粉作用。其實我有什麼好驚奇的呢？蜜蜂並非原產於美國，顯然，沒有了牠們，這裡的大自然也好好的。風才是自然界裡最大的授粉者。於是我確定，近來我們對沒有蜜蜂就沒法傳粉的諸多擔憂，都是因為孤陋寡聞才小題大做。我們對癌症也很可能如此。

傳粉昆蟲的知識還沒學夠，樹莓花期就過去了。也許這個主題的知識就是學不盡的。我相信就算在這個花園裡坐上一輩子，對這裡發生的一切也只能學到皮毛。但是若藉著治療的名義，又懷揣一顆好奇心，那麼不用奔波，也無需艱苦勞動，任何人都能在這裡成為下一個愛德華．奧斯本．威爾森[11]。

化療會削弱我在花園裡收穫的興奮，即使這樣，那份激動也還是讓我的心態積極了起來，這自然有助於我對抗癌症，而作用遠不止於此。花園療法還讓我保持了寫作的欲望。我開玩笑說，化療可能含有某種麻醉劑，因為它總能激發或者增強我的創作衝動。許多作家就相信，某些毒品對他們有那樣的功效，而一些接受化療的病人則使用醫用大麻來緩解不適。這段時間，我在《紐約客》上讀到一些超級晦澀

[11] E. O. Wilson，美國當今著名的生物學家、生態學者，致力於改善人類經濟開發與自然生態育兩者之間的平衡。他榮獲全世界最高的環境生物學獎項。

難懂的詩，我猜，寫詩的人是不是既接受了化療又吸食了大麻。

癌症沒讓我懈怠歇筆，反而使我愈加筆耕不輟，就像一棵樹，雖然樹皮被猛砍亂割已經傷痕累累，卻一心只想結出更多的果實。面對死亡的威脅，作家和蘋果樹一樣嚇得只想抓緊機會提高產量。不斷敲擊鍵盤不需要太多體力，我的腦海也似乎充滿了臨終時的戲劇場景。我知道不少作家都近乎瘋狂地堅持寫作，直到臨終都沒放下手中的筆。（他們是接受了死亡還是在對抗死亡？）寫作的祕訣在於把萬事萬物都當成戲劇，無論這一切多麼尋常普通，多麼平淡無奇。無疑，死亡便是這世間萬物裡最具戲劇性的事。我們這些可憐人就喜歡在紙上把字母排成一行又一行，就喜歡讓字元在螢幕上一股勁兒地往前奔跑——跟瞎馬跳下懸崖一樣。死是絕佳的寫作主題，唯一遺憾的是佳作需要「體驗」，就死亡這檔子事來說，有點強人所難。

有能力（其實是有壓力）繼續寫作對我的療效真不錯，我的寫作主題則讓療效更顯著，因為在花園和農場裡的自然可是了不起的老師，教會了我接受死亡。這種療法對我的康復起了多大作用，誰能說得清呢？

不管怎樣，這一天還是來了。經過半年的化療，我和卡蘿走進了醫生的辦公室惴惴不安地等著宣判。我們剛進辦公室的時候，主治醫生還沒來，不過他的助理臉上掛著燦爛笑容，神采奕奕。她沒有義務詳細說明我的情況，但其實她也不必說出來。她只說了句「我們真的有好消息要告訴您」。的確是好消息，癌症緩解了。我還需要接受兩年的治療，每兩個月一次，不過不是化療，只是服用一些藥物，藥物能嗅察想要捲土重來的癌細胞，把它們幹掉。

醫生們判斷，我無論如何都還能多活上幾年，而且再死就不是死於癌症囉，搞不好會死在一個怒氣沖沖的共和黨人手下。反正我肯定不會死在我以前那頭可瑞黛爾種的公羊手裡——牠想殺我可不止一回了，沒等牠得手，我先把牠給解決了。

第二天，我和卡蘿在歷經三小時的大塞車後終於回到了家。我討厭塞車就像討厭癌症一樣。有家的寧靜包圍，我感覺自己彷彿已經死去，來到了天堂，特別是在連喝了兩小杯波本威士忌後，更感覺飄飄然。這酒又變得好喝啦。現在正當我最喜愛的五月。需要修剪的草坪上鋪著一大片黃色蒲公英和紫色紫羅蘭，很是壯麗。同樣壯觀的還有我們家四周的這一整片樹林。我們回到家的第一件事就是把母雞放出來（如果兒子還沒做這件事的話），再來就是開信箱，各種帳單裡有一張版稅支票，上頭的金額比過去的要多。我和卡蘿看著彼此，好像兩人一起剛剛打了場勝仗。她的雙眼再次閃爍出幸福的光澤。在這珍貴的時刻，我不禁想到：或許得這一回癌症是值得的，它讓我明白，我的生活曾經多麼的美好，而這美好的生活，還沒結束。

03

永遠到底是多遠？

How Long Is Forever?

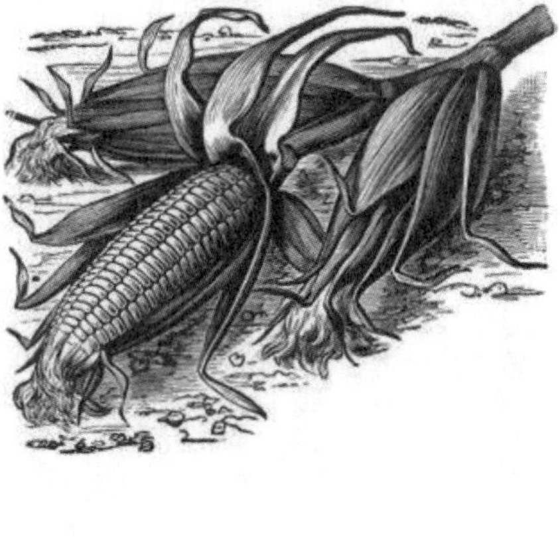

「永遠」到底是多長時間，我在九歲的時候就差不多明白了。那時，我們的農莊坐落在沃泊爾溪谷裡，家裡的豬則放養在馬路對面的田間，我呢，負責給豬餵點玉米作補充。辦法就是用兩個五加侖的桶子拎過去，一手拎一個。但我想了個小遊戲，我把玉米棒排列在我的左手臂上，先把第一根放穩在臂彎，再一根根排著放，一直排到手指尖。排第二層的時候，把每根玉米棒卡在第一層兩根玉米棒的中間，這樣往上多堆幾層，就跟砌金字塔似的，一直堆到放不下或者我的手臂抬不動了為止。要玩好這個遊戲可不是光有力氣就行，它更講究的是平衡。記憶中，我的最好成績是堆了十九根玉米棒（人到八十，九歲的事倒比七十九歲的事還記得多得多）。可是這一天，我的平衡感出了問題，沒等我用右手扶一把，左臂上的玉米棒就全部撒落在地。

「該死。」我說道。這是我第一次說粗話，不可小看。我自幼便接受嚴格的天主教教育，詛咒在教義裡可是有罪的，至少對於一九四〇年還是小孩的我來說是有罪的（我一直搞不懂為什麼男人就可以咒罵，甚至連我聖潔的母親也可以說「狗屎」一）。但是，我也沒太擔心，因為我已經學會巧妙地鑽天主教條的漏洞了。詛咒只不過是可以原諒的小罪，如果我犯的是不可饒恕的彌天大罪，並且到死都沒向神父懺悔，那才會直接下地獄。下地獄可不得了，會永世不得超脫。

通常我對宗教教義的反應和大多數男孩都一樣，在耳朵裡聽起來就像是八月的螽斯和蟬，整個午後都「嗡」一個不停，擾亂寂靜。我能聽到每一個詞的發音，那是我熟悉的文化環境，但對我卻沒有任何意義，我聽不懂。可是這回，不知為什麼，在說了髒話後的特殊時刻，我竟滿腦子都是永久的地獄，內心充滿了恐懼：下地獄會永世不得超脫，地獄沒有盡頭。噢……我的……天吶！沒有盡頭！假如人們真能知道地獄裡的不滅之火究竟會焚燒多久，就沒人敢犯彌天大罪了。下地獄的結果實在很可怕。一想到永遠可以持續這麼久、這麼可怕、這麼難以想像，我就瑟瑟發抖。接下來一年左右的時間裡，我都戰戰兢兢，生怕自己下地獄。我小心翼翼地生活，確保自己沒殺任何人，沒搶劫銀行，甚至沒做任何一次「壞事」（這是「手淫」的委婉說法，而且小時候我也還不知道這個詞）。但我知道那是壞事，因為身體下半部兩腿間的東西火燙燙的。想想都是一種罪惡。

「可是你怎麼能不去想呢？」我問神父。

「你不要老是去想。」

「可是如果我努力不想，那剛好說明我在更努力地想，不是嗎？」

「你必須學會轉移注意力。世界上還有很多更有意思的事可以好好想想。」

「哦。」

現在，我瞪著不聽話的玉米棒，想起了幾年前教區神父對我們說的一番話。那時候他就是個神一般的人物，對我們說話時，滿口的子音都帶著日耳曼腔，這是因為他出生在人人仍稱之為「古老國家」的地方。但他特別擅長和小孩們聊天。「你想知道永恆是多長時間嗎？」他在教室前邊問我們，「想像一下，有一塊灰常堅硬的岩石，大得和整個世界一樣。再想像一下，有幾機小小鳥，每一百萬連才會落在這塊岩石上磨牠的小嘴巴。等岩石被磨到看不見的習候，永恆才康康開始。」以前我用神父的這個比喻來描繪天堂，可現在，盯著不願乖乖待在我手臂上的該死玉米棒，我用它來想像地獄。沒人罪當至此，即使是希特勒。

後來，我發現，對於可怕的「地獄之火永不熄滅」，學校裡的其他孩子竟是如此無所顧忌。他們一邊聽著修女講教義，一邊想著更重要的事，比如，瑪莎·皮博迪突然鼓起的胸部；或者，下課鈴聲什麼時候才響；再或者，喬治．史密斯是不是真的會像昨天發誓的那樣，把喬伊．庫茲打得屁滾尿流。我敢說，天主教義對他們來說壓根就是左耳進右耳出，可他們許多人卻到死都相信那些奇奇怪怪的概念——瑪利亞啦，上帝之母啦，又生了一個上帝啦，或者也許就是同一個上帝，儘管她還是處女。而且，她到臨終的時候又沒真的死掉，而是上升啊上升的，被天使們拖拉抬舉送進了天堂。也許我對「童貞處女」的理解有一點幼稚，但作為一個鄉下男孩，我都知道如果一頭母牛身邊沒有一頭公牛在那兒轉來轉去，牠可生不出小牛。天使也有點神祕，有點像超人和聖誕老人。人人都知道超人和聖誕老人是想像出來的，可人人都堅信這世上真有守護天使，尤其是那個不知怎麼就說服了喬治．史密斯的天使——要不是有守護天使，喬伊．庫茲怎麼沒被打得屁滾尿流呢？

我會帶著疑惑去纏我可憐的母親。

「瑪麗．弗朗西斯修女說，不管過去還是將來，上帝一直都在。」我也許會這樣開個頭。

「是——是呀。」她會點點頭，但聲音裡卻已經有了一絲警惕。

「那他怎麼會有媽媽呢？」

「他兒子有媽媽。」

「可他兒子不也是上帝嗎？修女說的。」在我的心目中，修女的話比教宗的話更有分量。

「嗯——是——是的。」

「如果上帝沒有開始也沒有結束，他怎麼會有個媽媽？」

「這都是奧祕。你得有信念。你不是應該在穀倉裡幹活嗎？」

我沒因為這些奧祕而繼續煩惱，是因為每次有困惑，想著想著我就想累了，然後我又能找到一個新困惑來想。過了一陣子，就連地獄之火的概念也變得無趣了。

04

母親墳頭的雙領鴴

Killdeer Woman Is Forever?

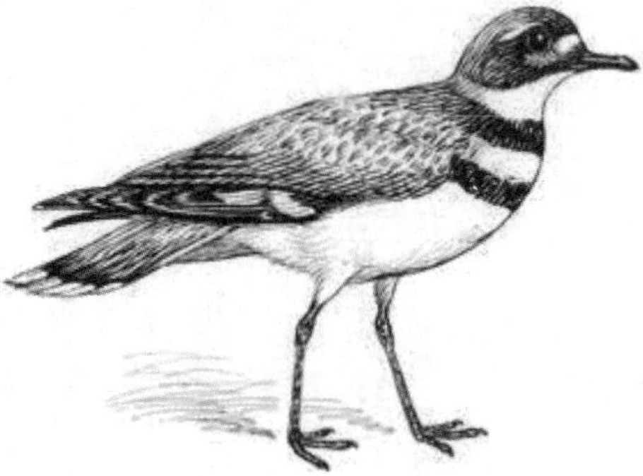

都不知道跟她說了多少次，叫她不要爬到乾草堆上去扔乾草給小牛吃，母親偏不聽。不管誰叫她放輕鬆點，她都不聽。叫她不要懷孕了還提大桶大桶的飼料去餵雞，她不聽，多少年都這樣；叫她不要背痛的時候還去花園鋤地，她不聽；叫她不要在腎盂腎炎復發的時候還早上五點起來擠牛奶，她也不聽。都不當回事。她瞧不起身體軟弱的人——意志軟弱也不行。她從不允許她的孩子們無精打采地到處混，而且還唉聲嘆氣。「等你們長大遇到真正的麻煩事，你們才知道什麼叫崩潰。」母親如是說。說完她會安排更多事情來給我們做。

於是，她又獨自爬到了草堆上，可能還一邊唱著歌（她總是在唱歌）。五十八歲的她爬起穀倉裡的梯子來，身手敏捷得像個十七歲的姑娘。可這回出事了。沒人知道怎麼回事，她在草堆邊的一個地方失去平衡摔了下來，脖子斷了，死了。

但事情沒那麼快。她太強悍了，不會就這麼走了。她倒在糞肥裡，動不了也喊不出聲。是父親發現了她，當時，我家的狗還在舔她的臉。她小聲說，被蒂莉舔很舒服。

許多年過去，我還是不願回憶這件往事。我不懂父親怎麼就接受了這個事實。

我連想都不敢去想。我只想擁抱父親，用愛讓他淡忘這件傷心事。可是，他承受住了，我的兄弟承受住了，我的七個姊妹都承受住了。因為母親曾教導我們：你能承受住任何事情的，因為你別無選擇。

在醫院的時候，醫生們往她的腦袋裡打了根鋼釘，連了個鉛袋[12]，這樣脖子就不會亂動而再次損傷。整個過程，她只是抱怨醫生們拿走了她的假牙——我們這些兒女沒人知道她戴了二十年的假牙。她的頭髮也得剃掉。這一剃，使她看起來變醜了，我卻第一次看出來，母親長得真像她父親。

外祖父也從不放棄。八十四歲的時候，他把他的輕型小貨車撞得稀巴爛，自己卻能安然無恙地走開，但從那以後，家人再也不讓他從鎮上的家開車到村外的農場了，他只好走路去。到了九十歲，他糊塗了，亂走，走丟了。他們就禁止他離開家，他只好悄悄溜出去。最後，他們把他的鞋拿走了。那是他們唯一可以阻止他踏上自己土地的辦法。

我還記得艾德·海瑟，那個雇用過我的明尼蘇達州老農民。他臨終時躺在床上，渾身是病，還有癌症，但就是死不了。他老是從被褥裡伸出他那條健康的腿，把床

---

12 當頸椎因內外原因造成損傷或慢性病變而導致頸椎不穩定或移位時，可以採用顱骨牽引術使頸椎固定及復位。鉛袋便是顱骨牽引中需要使用的工具。

的圍欄撞得「砰砰」響。「看吧，」他說，「我身上還有塊好地方。」

現在輪到了我的母親。她躺在醫院裡一個星期了，就是不肯放棄。腰部以下都癱瘓了，只是她不承認。

「你看，金恩，」她說，「我的手多能動，看，我拳頭握得多緊。」我總配合著把一根手指放到她掌心，然後她就會用力去握。她無法扭過頭去看她的手了。那隻手曾經把九個孩子拉拔大，握過無數把鋤頭、乾草叉，握過無數台拖拉機的方向盤，幫數不清的乳牛擠過奶，可現在，連我鬆鬆的一根手指都握不住。

但是，她堅持練習——整個白天活動手臂，整個晚上也活動手臂。我們能藉著這個動作看出來她是不是醒著。她的雙手會顫抖，握緊拳頭，張開，再握拳。即使說話的力氣都沒了，她的手指頭也還在奮鬥。

最後，她鄭重向我們所有人宣布，她給自己定了個目標，等到春天，女兒蘿西生了小寶寶，她就要坐在輪椅上抱外孫。她反覆唸叨這件事。這也是她對我說的最後一件事。

故事沒有就此結束。老農民就像老戰士一樣，永不會死。他們每踏上一塊土地，不屈不撓的精神就會在那片土地上永垂不朽。我是怎麼知道的呢？

母親的葬禮之後，每天都是灰色的；灰色的日子漫長又難過，不堪回首。她在過去給我們打氣的那句話卻成了我們當時唯一的支柱：「等你們遇到真正的麻煩事，你們才知道什麼叫崩潰。」那時，我家在費城郊區，我則出門在外，走南闖北。以前不管是在芝加哥、聖路易斯，還是別的什麼地方，只要我拿起電話打回家，總能在電話那頭聽到她的聲音。可現在，就算我這個寂寞的遊子撥通了長途電話，電話那頭也再沒人接聽了。父親雖然住在那，但他總是在什麼地方幹活，姊妹們也住附近，但她們經常外出。我終於承認，母親死了。她再也不會在家接電話了。

有一天，我能夠回公墓去看看了。早春的俄亥俄州田野一片平坦，綠意點點。我走向母親的墳墓，等著所有深埋的悲傷像犁地那樣被再一次翻遍。公墓總是又聾又啞，靜悄悄的墓地裡全是花崗岩與鮮花，地上的活人腳踩屍骨，地下的屍骨又變成泥土。想到這些，我心煩意亂，絕望透頂，可這種心態卻好像是為我在母親墳墓那兒得到新發現做準備——我的新發現根本無法用邏輯來檢驗。

我發現了什麼？一隻鳥，一隻雙領鴴，孵著一窩鳥蛋，就在母親墳頭。我一靠近，牠就拍著翅膀飛開，尖叫著保衛牠的一窩子女。牠假裝自己受傷了，企圖把我這個入侵者引誘開，不想讓我傷害牠誓死都會保護的小生命。

母親很愛雙領鴴——她把我們的農場叫作「雙領鴴家園」。我微微一笑，顧不上看墓碑，彎下腰去檢查鳥蛋。這倒把雙領鴴激怒了。牠向我發起了進攻，卻在距我一臂之遙的地方停了下來，好像是氣得跺腳，那樣子和母親過去生氣時簡直一模一樣，我不由自主放聲笑了起來，笑聲打破墓地的寧靜，迴蕩在空中。我的孩子們陪著我，卻搞不清狀況。他們只看見一隻鳥和草叢裡的三顆鳥蛋，而我卻看到了母親的精神，呼嘯著保衛天地萬物，把她的墳墓也變成了綠色的生命搖籃。

05

大理石墓地也可以是果園

Marble Orchards Can Be Fruit Orchards, Too

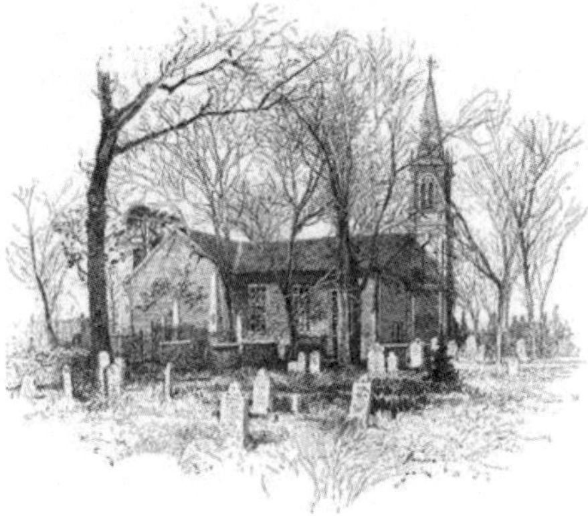

成長過程中，我們把公墓叫作「大理石果園」。起初一兩回我還認為，這個叫法很滑稽，後來才發覺，「果園」這個詞用在墓地身上還真貼切。許多公墓都林木蔥蘢，可不就是絕妙的小樹林嘛。幾年前我們這裡的公墓剛動工的時候，至少在郊區，別說農民，就連城裡人都沒幾個覺得自己會花錢花時間買來奇花異草，在房前屋後種上一圈；但是，每個人都贊成把逝者的家園打造成不折不扣的植物園。另外，逝者的家園向來被尊為神聖的地方，永遠都不會被騷擾。這樣，它們還會變成長期的保護區，裡頭不僅有罕見的觀賞植物，也有奇特的本地野生草木，換作在別處，難保不會遭受農業和工業的摧殘。

我陪溫德爾．貝里散步那次，就看到了一個公墓保護環境最戲劇性的例子。當時，我們經過他常去閒逛的地方，去看一個很小卻很有年月的拓荒者公墓。它已經廢棄了。溫德爾把我帶到那兒去有他的原因，但他沒說，也沒必要。這個連一英畝都不到的微型公墓，單獨從一塊墾種了一百多年的田地裡突出來。它真的很「突出」，足足高出周圍的田地五英尺，活像一個墓碑成林的孤島。周圍的田地土壤都遭到了侵蝕，孤島卻由於受到「保護」而倖免於難。我沒留意孤島上是否長了什麼稀有的本地植物，因為當時我沒想到這個可能。但可以肯定，公墓保護下來的土壤是塊處女地，裡頭有許多微生物，周圍裸露的底土則沒有。這塊地也許還一直特別肥沃，因為在這個公墓下葬的逝者，很有可能都只是躺在木質的棺材裡，這樣屍體腐爛後就都會分解成腐植質回歸土壤。不像今天，死人被裝箱密封在墓穴裡，想分解回歸都不容易。

受到保護的處女地、罕見或奇異的景觀植物以及偶爾的本地先驅種[13]可以聯手把公墓變成一塊磁鐵，吸引來大批野生動物，把原本毫無生氣的石墓碑林當作庇護所。墓地不再只是墓地，成了庇護所也成了花園。再費點心思，還能帶來實際收益，成為大有裨益的花園，地下多麼死氣沉沉，地上的花園就有多麼生機勃勃。

那花園裡會有怎樣的故事呢？前不久的事就很能說明。離我家幾英里的橡樹山公墓裡長著許多老鐵杉。鐵杉樹並不是這片地區土生土長的樹種，所以才會在許多年前被人種到這裡來——人們總是用格外特別的東西來緬懷先人。既然是引進的，在這裡的數量就不太多，可以一次結出大量種子的老鐵杉就更少見了。二〇〇九年冬天，賞鳥人發現鐵杉樹上有許多白翅交嘴雀（white-winged crossbill），這種鳥在

13 Pioneer Species，在演替初期的棲地上，最先入侵定居的物種。一般而言，這類物種的播遷能力強，生殖率高。對於一個受到破壞、喪失原有動植物群落的環境，先驅種在破壞後較早出現，且相對容易生存。

這樣南邊的地方可不常見。牠們以鐵杉種子為食，正常情況下，牠們棲息於美國以北盛產鐵杉種子的加拿大森林裡，就在那兒築巢安家，覓食繁衍。牠們的嘴合起時是左右交錯的，可以輕鬆地從毬果中嗑出種子。鳥類學家們認為，白翅交嘴雀到南方來是為了覓食，因為加拿大的鐵杉結出的毬果有點供不應求。有好一陣，橡樹山的人類訪客跟鳥一樣多，賞鳥人士從四面八方（有的甚至從其他州）趕來一睹奇觀。觀察白翅交嘴雀可有趣了，牠們不像其他多數鳥兒那樣怕人，可能在遙遠的北方家鄉就見不到什麼人，所以也就不會怕人。鐵杉林枝葉掩映，小雀兒倩影難尋，可是許多毬果已經落地，牠們會成群地飛撲下來搶食。這時，我就可以逕直走到離牠們不過十英尺的地方，牠們也很少會飛走，頂多蹦開個幾英尺。

這件事帶給我的欣慰異乎尋常，因為這勃勃的生機下長眠著我昔日的舊相識和朋友，還有我祖祖輩輩的先人。有意無意間，隨著公墓變身為美麗的植物園，活著的人更願意到這裡來與故人相伴，永生之歌綿綿不絕，共舞之步曼妙不歇。某種意義上說，公墓已經變成了永恆花園。

我喜歡到公墓去。首先，那裡通常不用特殊批准就能自由出入；其次，它們幾乎總是那麼靜謐，我可以一個人在那兒靜靜心，休息休息。我會在那裡把割草機搆不著的邊邊角角，還有籬笆和圍牆底下，都仔細檢查一番，也許都藏著稀有的草原植物。我經常到古老的墓地去追蹤某些家族的歷史，或者尋找刻有民俗藝術圖樣的老墓碑。墓碑不僅承載歷史，也記錄傳說。我們這裡的公墓裡埋著一個女人，據說她是死於謀殺，但又沒人因此被指控。故事傳開來，說她的身影會浮現在墓碑上，纏住殺人嫌疑犯。我當然得去一探究竟。果然，在打火機搖曳的火光中，花崗岩墓碑上的岩石紋路很像一個女人披頭散髮的側影。只要充分發揮想像力，她的頭髮就像真的在風中張牙舞爪。這個「障礙錯覺」（我的一個鄰居喜歡這麼稱呼）神乎其技，乃至人們為了「一睹芳容」蜂擁而至，結果由於人實在太多，那塊墓碑為避免遭到破壞而不得不遷到別處。真可惜。墓碑和它的傳說不過是在發揮墓地應有的作用：使生者因為逝者而相聚，有關逝者的記憶也因為這樣的相聚而常聚常新，成為一種永垂不朽的回憶，而這種不朽的回憶對謀殺案的受害者來說，也許更該延續。

成就不朽還有一個更實際的辦法，那就是為死去的人塑造雕像。希臘人把這個主意變成了藝術製造產業。米開朗基羅就使大衛成為了不朽，即使大衛從沒真正存在過。我們橡樹山公墓最高的塑像讓大衛・哈普斯特成為了不朽，這可是個真人。他是個拓荒的農民，曾經從俄亥俄州趕著牛羊前往很遠的城市，比如巴爾的摩和費城。這個成功的牛仔後來被譽為「世界羊毛之王」。為了在墓地給自己豎起好幾層樓高的雕像，他賣掉了自己的一個農場，反正他有的是農場。只要你知道那是他的雕像，一英里外都能看見「他」。我每次路過都會向「他」揮手，因為哈普斯特和我一樣是個非常固執的農夫。他為了哄妻子開心，最終同意晚年時接受洗禮。人們說牧師不得不把他浸入水中三次才施完禮，因為前兩次他從水裡冒出來的時候，都罵了髒話。

今天，雕像也有了現代化的形式：把照片永久地壓印在墓碑上。有一次，我帶孫子們去橡樹山公墓，想讓他們認識認識自己的祖先。我們經過一個年輕人的墓碑，那個人他們剛巧認識。石碑上鑲嵌的照片很華麗，照片裡的她栩栩如生地注視著我們——她可不就在那兒嗎，幾乎跟真人一樣。男孩們看到照片不但沒感到安慰，反而慌張了起來，堅持馬上離開墓地。

時下，人們因為渴望不朽，在墓碑表面裝上了某種電子設備，科技手段高明到像我這樣單純的作家是完全看不懂的。他們告訴我，到墓地來的人只要用手機或者類似的裝置啟動設備，手機螢幕上立刻就會蹦出墓主人的生平事蹟、照片以及其他值得紀念的相關資料。

我就納悶了，我的孫子們看到墓碑上同班同學的照片都嚇得直發抖，如果還用千奇百怪的方法延續心愛的人的生命，豈不更加徒勞而恐怖嗎？這些努力不僅不會給生者帶來真正的慰藉，還會使他們感到不安，根本無法讓人得到想要的滿足。這就像——我敢打賭那些有錢人真肯花錢這麼做——製造出與逝者一模一樣的機器人，讓它像那個心愛的人生前一樣繼續活下去。想像一下，我開車經過老房子，然後看到媽媽在花園除草——雞皮疙瘩掉滿地。

「嗨！媽媽，最近好嗎？」

「我—不—是—媽—媽。我—是—機—器—人。」

她——我是說「它」的程式必須得設置成那樣回答，否則真假難辨就麻煩了。到時候真正的活人都必須藉助智慧型手機，來判斷大街上與他們擦肩而過的到底是代替死人的機器人還是活人。用不了多久，還會出現一個個「離世村」或者「公墓村」，專供機器人生活——我的意思是，走來走去。維持機器人的生活得耗費鉅款，就算有錢人把收入的百分之九十都拿來繳稅，社會也仍然負擔不起。

真正讓逝者重歸現實生活的辦法是任其身體腐爛分解，我一直在想，接受這個真相不是更令人欣慰嗎？難道看見自己母親的墳上長出一棵樹，你不覺得更欣慰？比起和機器人、雕像，甚至是墓碑說話，和那棵靠母親的腐植質滋養而生長的樹說話，我一定會感到更加自在和滿足。或者，在母親身體變成腐植質的那片草地，想辦法讓雙領鴴築巢安家這個主意怎麼樣？我就和那樣的雙領鴴說過話，牠們還回我話了呢。

我有許多非常喜愛的歌曲，〈請將我埋在孤單大草原〉（Bury Me Out on the Long Prairie）就是最愛之一。現在，思考公墓兩用的問題使我對葬法本身也特別好奇。到底是誰需要豪華棺材？當我得知墓地兩用和簡易安葬正是目前世界各地普遍的做法時（也就是說，這是常識），你可以想像落伍的我有多窘。如今相當多的人選擇「綠色葬禮」或者環保自然葬，於是就有了非常多的公司來滿足這樣的需求：逝者可以只包裹裹屍布下葬，也可以選擇用柳條、海草這類能快速在土壤中降解的材質製成的棺材下葬。新型喪葬儀式的宣導者還引用了數據來說明傳統葬禮的勞民傷財，這些數據有些差異，但概略來說，因為喪葬，我們平均每年會用掉九萬噸鋼質棺材，一點四萬噸鋼質墓穴，二千七百噸青銅和紅銅棺材，一百六十三萬六千噸鋼筋混凝土，以及約八十萬加侖的屍體防腐劑（這種液體主要成分是甲醛，對自然界的土壤微生物而言，有毒）。

其實，許多種文化採用的都是簡易葬法。正統猶太教徒不會對屍體作任何防腐處理。伊斯蘭教義也提倡用裹屍布簡單地埋葬亡者。英國則有「農夫的田間墓地」：農場的一塊田地會因為農場多元化經營管理而被預留出來，為那些希望死後直接埋在田裡自然分解的人提供實踐想法的場所。林地也逐漸被用作自然或生態安葬。人的遺體能為樹木提供肥料的想法，現在也普遍為人們所接受。

辛西婭．比爾是投身這個領域的先驅之一，我有幸透過神奇的網路認識了她。二○○四年，她創辦了自然葬禮公司（當然，該公司採線上經營）供應自然安葬的必需品。你能想到的東西，這裡應有盡有。但我敢說也有一些是你想不到的，比如，使用天然材質編製的易降解棺材。辛西婭說，創業初期，用谷歌搜尋這個主題能得到五十二條結果，到二〇一二年變成了九萬八千條，而且數字還在不斷增長。現在她在奧勒岡州立大學任教，開設永續公墓管理課程，訓練學生與專業人士。「我們想整理全球的資訊和研究，將它們整合成更連貫的體系。」她說，「這樣，我們就能在公墓實地工作的人員和那些能做必要研究的人員之間架起一座橋梁。我們能讓實習生到公墓工作，培養新一代的管理人。使他們從普通城市公園管理處負責修剪草坪的工人，轉變為自然棲息地的園丁。」她還正在寫一本書，希望將來出版的時候書名能叫《成為一棵樹》（*Be a Tree*）。她在書裡闡釋了將簡易自然的安葬理念融入現代社會時，會涉及的種種細節與挑戰。

我認為，想要改變當今人們對喪葬的普遍態度會是一個非常緩慢的文化過程，可辛西婭卻不同意。「我倒覺得會來得很快，也就二、三十年吧。不說別的，單單經濟就會讓你不得不變。我們現在這麼個葬法，錢包受不了，環境也受不了。宗教信仰也不見得會是障礙。那些想要自然葬的人通常都有虔誠的信仰。我也從經驗得知不該預設基督徒反對自然葬。我們接到的產品諮詢或是想購買產品的電話，大部分都是從聖經帶[14]打來的。」

14 Bible Belt，是美國俗稱保守的基督教福音派在社會文化中占主導地位的地區。在美國，這個稱呼特指美南浸信會為主流的南部及周邊地區。這個名詞的來源，是這些地區的人特別注重從福音派這一新教宗派的立場來詮釋《聖經》。

也許她是對的。我還年輕的時候，火葬對天主教徒來說根本就不可能，可現在卻被普遍接受了。事實上許多人都認為火葬很「自然」，因為焚燒後留下的骨灰常常可以根據逝者的遺願，被直接撒在某個花園、農場或者水域裡。有時，骨灰會被簡單地裝盛在一個甕裡或者直接埋進土裡，葬在心愛的人身邊。

製作木乃伊是最早用來減緩屍體腐爛分解的一個方法。第一批木乃伊是自然風乾的產物——乾燥的氣候下，分解被自然地延緩。考古學家們推測，土葬也許正因如此才應運而生——為了避免在非常乾燥的氣候下，地面上會橫七豎八地堆積大量乾屍，人們想到了土葬，一試，果真實用。

中世紀（以及許多更古老的文明）的修道院裡，修士似乎覺得製作木乃伊太麻煩，還不如任肉身腐爛，然後只保存骨頭來得可行。於是，一間又一間的房子都被用來儲存遺骨。我試著在今天想像那種傳統。說不定我也能這樣紀念母親：在電視機前放把椅子，讓她的遺骨舒舒服服地坐在那——這畫面倒可以嘲諷電視文化。

中世紀時保存遺骨就像今天保存機器人一樣不容易。就為你說說教宗福慕[15]那段令人難以置信的故事吧。那是在九世紀末，他看上去已經是個很不錯的人了，但

[15] Pope Formosus，羅馬教宗，西元八一六至八九六年在世，八九一至八九六年在位。

還是被捲入了當時的政壇風波——彼時的梵蒂岡完全就是個政治實體。他還是主教的時候，「反福派」實際上就已經把這個可憐人的聖職免了去。等到「親福派」掌權後，他又重獲支持，被推選為教宗。在他死後，他的政敵再次掌權，從墳墓裡挖出他的屍體，把他身著教宗禮服的屍骨支撐在法庭內進行審判，還撤銷了他頒布的所有諭令，最後把他投屍台伯河（這些可沒一句是我瞎掰的）。歷史上把這次審判稱為「屍體會議」[16]。有個修士把福慕的屍體從河裡打撈上來，體面地安葬了他。故事因此又有了下文。「親福派」恢復執政後，再次把這具可憐的屍體推到了大眾視野的中心——他們在羅馬聖彼得大教堂以最高殊榮對其予以厚葬，並宣布福慕生前頒布的全部教令都有效。讓人無法置信的是，當另一派重獲大權後，他們竟然再次挖出他的屍骨，還砍掉了他的頭！老福慕雖然沒真正永垂不朽，但我看也差不多了。我巴不得好萊塢趕緊發現這個故事，好讓他更加不朽。

與此同時，我繼續暢想著未來的公墓，到處都是水果樹和堅果類果樹，還有觀賞植物（它們有一些結出的果實也能吃），或者，還有些節日的裝飾，比如松果和南蛇藤。公墓入口會有個農夫市集，專賣墓地果園多餘的果實。墓地裡總有些樹會

16 Cadaver Synod，又稱「屍體審判」、「殭屍會議」，作為中世紀教廷最為駭人聽聞的片段之一而被載入史冊。

因為太老而需要撤換掉，這時，老樹就能作為燃料，或者用來做成木工藝品。我想像著一大家子一邊撿著從祖母墳地的樹上掉落的山核桃，一邊回味她用山核桃做出的美味餡餅。墓地中心是個氣象站，只有在這樣自然的環境中，才能測出精確的地區氣溫，飛機場和屋頂的氣象站可都辦不到。我們懷著最崇高的敬意安葬逝者，但我們用最簡易的方式將他們安葬，這樣能讓他們快速分解。火化遺體得到的骨灰可以撒在地上，也可以淺埋於地下，反正都能為土壤增肥。如果真有一隻雙領鴴在你母親的墳頭上築巢，我說，讓她以這種方式不朽，難道不是好上百千萬倍嗎？

06

啊！令人夢寐以求的長生祕訣

Oh, Those Glorious Keys to Eternal Life

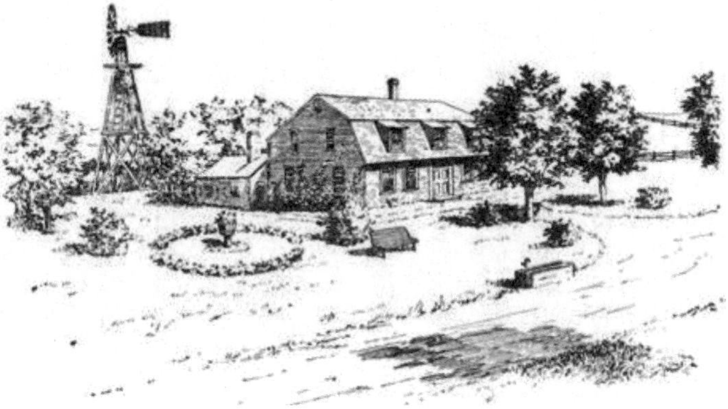

在谷歌上輸入「長生祕訣」幾個字，頓時會彈出超過一千萬條的搜尋結果。當然，有許多是重複的，也有許多是各宗各教的道法教理，考古學家能挖到什麼程度，它們就能追溯到多久以前。不過令人意外的是，還有相當一部分搜尋結果是有科學根據的理論和信念。看來，在追求永生這件事上，儘管宗教與科學這兩大陣營都不願承認，但他們彼此的原則理念還是挺相近的。

「科學」長生的方法有如長生一般看不到盡頭。比如：複製人；大把大把地吃生洋蔥；吃大量的巧克力；接受再生療法；做全身移植；在DNA裡植入「瑪土撒拉基因」[17]（冰島生物科技學家宣稱已經發現了它們）；盡享性高潮，多多益善；一輩子都在一個塑膠保護泡泡中度過；佩戴古埃及時期的安卡[18]護身符（管它是什麼呢）；煉金術（更霧煞煞了）；研究幹細胞；維繫美滿的婚姻；享有和睦的家庭；模仿水母、扁蟲和細菌的自我再生能力；採用人體冷凍技術——一死就冷凍軀體，等長生的祕訣發現以後再解凍復活。一千萬條裡我一條條地看，看到三百條左右就精疲力竭了。很明顯，我們人類最大的興趣還是如何永生，儘管我們同時在以滅絕種族的態勢大規模地自相殘殺。

---

17 Methuselah gene，是一種長壽基因，可以保護人們免受吸菸和不健康飲食的影響，還能把與老年相關的疾病（例如癌症和心臟病）推遲三十年。瑪土撒拉是《聖經》中所記錄的最長壽的人，活到了九百六十九歲。

18 ANKH，又稱安可，即所謂的「生命之符」，是上部為圓環的十字形飾物。生命之符在古埃及的墓地和藝術中常常出現。古埃及人以生命之符作為護身符。

就在我寫這本書的時候，另一個追求不死的宏偉計畫正在緊鑼密鼓地籌備著。新聞裡鋪天蓋地都是俄羅斯億萬富翁德米崔·伊茨科夫（Dmitry Itskov）的消息。他帶著大概三十位科學家一塊發起了「二〇四五計畫」，旨在三十年內實現人類永生的大志。這幫「不死同志」毅然要實現這個目標，採取的辦法就是堅持不懈地對人類進行升級（如果他們錢夠多，或是醫療保險會幫他們給付），把人類變成模擬機器人或類似於阿凡達的化身人。改造升級的過程就有點神祕了，真人的人格面貌會被「上傳」到模擬機器人體內，機器人則成為主人死後的「化身」並延續主人的生命，這樣人類就能成為「不死之身」；或者，這個「化身」至少能活到機器人自相殘殺的時候；再或者，能活到小行星撞地球，大家全都玩完那天。伊茨科夫先生還呼籲另外一千多個億萬富翁與他攜手資助這個計畫。到時候，他們所有人不僅都能像計畫宣傳裡說的那樣獲得永生，還能從類人機器人這筆買賣裡大賺一筆。有了這種誘惑，億萬富翁怎麼樣也得為了經濟而團結宗教人士和科學家，聯合兩大陣營一起研究長生不死。

健康雜誌既沒明確承諾保證讓你永生，也沒明確否認不能讓你永生。那些專業養生指南背後，尤其是模特兒照片背後，全是它們的承諾：你可以永保青春。唯一的前提就是你得適當運動，均衡飲食，以及購買雜誌上廣告的產品。如果乖乖照做，你就能獲得一個神聖的標誌，不是天使頭頂上的光環，而是平坦的小腹以及永不長皺紋的肌膚。五花八門的食品、藥物和保健品就像傳說中龐塞・德萊昂的不老泉[19]，保證讓你青春永駐。但是每當選擇擺在面前：是要永遠年輕，或是要大吃大喝？多數人還是選擇了後者，諷刺吧？如果人們看了雜誌以後真能對健康長壽懷抱希望，就會有好多百歲人瑞仍在踢足球啦。

可是我算哪根蔥，還取笑這些長生祕訣，說不定有哪一條真管用呢。不過，想辦法安置那些不死的人又得另當別論。我們現在才七十億人，就已經為了爭奪有限的土地和燃料能源廝殺得不可開交，要是真有上萬億人，又該如何是好？

神學家和科學家們早就想過了。神學家的辦法要簡單得多，熱忱的信仰足以讓一切迎刃而解。靈性身體不占空間，所以安置靈魂的快樂天堂也不需要空間，就這麼方便。而在科學家看來，用殖民方式找到看得見摸得著的快樂「天堂」，還真是對一個人信念的挑戰。首先得大力確保物質世界沒有窮盡，其次還得考慮，在這永

19 Juan Ponce de León，文藝復興時期西班牙探險家，首任波多黎各總督，一五一三年發現佛羅里達。傳聞他在美洲期間曾經發現過不老泉，這一橋段被諸多遊戲和電影引用。

無窮盡的空間裡，有條件容納無限人口的星球數量也是無限的。

無論是科學達人還是宗教專家，思考「永生」和「無窮」的方式都很相似。他們都相信幫助我們克服死亡恐懼的辦法在某個地方等著我們；只不過，一個在外太空，一個在內心裡。也許，無神論者會對永遠安息於耶穌懷抱的想法嗤之以鼻，但是，想找另一個地球來居住不也一樣可笑和機會渺茫嗎？而且就算找到了也不能解決問題，因為我們得先殺掉「新地球」上的原住民，就像之前我們殺光美洲原住民一樣。尋找永恆就好比明知道兩個都是大騙局，還非得投票選一個，要嘛選萬無一失的太空計畫，要嘛選絕對可靠的梵蒂岡。再說，如果「新地球」上的科技更發達，或是他們的上帝更強大，我們又該怎麼辦？誰殺誰啊？假設我們贏了，與我們相伴的，將是和太空時代[20]一般無休止的星球爭奪戰，得到這樣的長生不朽，我們會快樂嗎？

科學永生的祕訣與神學的一樣，都不夠完美，但我覺得，後者未必就不如前者高明。在神學的信仰體系裡，你唯一要做的，無非是遵從你所信仰的上帝旨意，即使偶爾沒做好，也能被寬恕原諒。那些出賣過肉體和節操的人，到了晚年大多都能

20 自一九五七年蘇聯首次將人造衛星射入太空後，美、蘇兩國不斷將人造衛星、太空船、太空梭等送入太空，從事太空探險和研究，也將人類帶入了「太空時代」。

搖身一變，成為頌揚美德、宣導善行的傳道士。但是，如果你把科學搞砸了——比如，核彈出了差錯——再想重來一回，那就沒機會啦。用祈禱走向永生，當然比冷藏軀體等待科學上的復活日更經濟、更環保。等你讀了經文裡關於如何才能永生的小字注解，你就會明白，祈禱之路也不是免費的。要想永生有保障，還得掏錢做奉獻。不過，奉獻教會的那點錢只是「小巫」，建造火箭飛到比鳳凰星系還遠的什麼空中樓閣的花費才是「大巫」呢！

那為什麼不在永恆花園、不斷更新的食物鏈中實現永生、找到無窮呢？這不是容易得多，也理性得多嗎？我自己就能回答這個問題。我曾相信，只要我規規矩矩地表現，死後就能上天堂。後來，雖然我拋棄了這個想法，但我仍然滿心相信，在某處一定有個什麼東西可以讓我不朽。我對自己說，總有一天，科學的進展真能給我們帶來看得見也摸得著的永恆生命（轉念一想，考慮到可行性，我更願意只活到兩百歲）。我之所以相信天堂那套胡扯的說法，是因為我的父母、祖父母和啟蒙老師們都相信那一套。我愛他們，他們也愛我。他們都是好人，我們都生活得很幸福。我為什麼不相信他們呢？那些「明白」過來後不再信教的人，錯就錯在認為所有放棄原有信仰的人，都會為自己終於擺脫了迷信盲從而感到快樂和解脫。我可不是這樣的。我喜歡我的天主教世界，雖然有些教條很荒謬，但我還是很快樂。我也很喜歡永遠都生活在快樂的狩獵場[21]的這個想法，尤其是因為我喜歡追獵兔子和松鼠。所以，新知識的邏輯迫使我不再相信原來的宗教時，我仍維持舊有的生活方式一段時間，因為我不想傷害父母的感情，也不想與親戚朋友疏遠。對親友的忠誠在這時候簡直就是種詛咒。況且，神學那些事對我也並非真的那麼重要。我虔誠地跪在教堂裡的時候，心裡其實都在琢磨那些一定可以達陣的高超足球招式。

我的新信仰以「理性邏輯」為基礎，在這套體系裡，我用思考神學的方式思考科學。我採用同樣的參數進行思考，用同樣的方法挑選適用的大前提，再用同樣的方法排除不適用的大前提。結果我發現，科學家們也不都是在追求真理，他們要的是錢，只要他們維護那些有錢有勢的人最喜歡的大前提，他們就能得到錢，跟宗教一個樣。我只好特立獨行，不信宗教，懷疑科學。但這只有我自己知道。光是引起宗教人士的憤怒就已經夠糟糕了，如果我還寫文著書，說科學也變成了空想，我就裡外不是人了。我就見過有記者因反宗教或反科學的言論丟了飯碗。於是，我保持

21 過去北美印第安人把來世的樂土叫作「快樂的狩獵場」。

沉默，在宗教與科學間尋找一小片完整的天地，誰也不招惹。要不寫寫幽默專欄。《農場期刊》（*Farm Journal*）雜誌的老闆就非常為我擔心。他害怕農場廣告商以為我的那些專欄是想削弱宗教和科學、破壞農業綜合企業，也害怕農民朋友當真。可他又沒別的辦法，只好讓美術設計在我的文章上用碩大的粗體字印上標題：「幽默」。這下就不會有人誤解了。

特立獨行的好處是我可以超然地獨立思考，而這竟莫名地減少了我對死亡的恐懼。我甚至開始覺得，死了還有些好處。比方說，死了就不會再聽到新聞裡引述極右翼分子老掉牙又白痴的脫口秀了。我擁有自己的小農場，那是我天堂般的王國，從這份喜悅正慢慢滲出一種新的平靜滋潤我，讓我更易於接受宗教與科學的對立。我開始同情那些相信宗教或者相信科學的人。人類在心靈深處對死亡的恐懼根深蒂固，所以我覺得任何想克服這種恐懼的嘗試，祈禱也好，科學實驗也罷——不管多沒用，都不應該被取笑。只要能緩解死亡帶來的悲傷，只要不會帶來殘忍與不公，任何思想體系都可以被接受。極右翼分子老掉牙的脫口秀也有它的長處呢。

試想一個孩子正眼睜睜地看著母親死去，那是多麼殘忍的時刻，你該說些什麼來安慰他？這種思想還是那種體系，有多大區別？

也許，教育應該讓人們學習另一種方法擺脫兩難的困境——一種接受現實的方法。我們作為慈愛的父母和負責任的老師，是不是可以這樣教育我們的孩子？是的，你愛的人總有一天會死，但是他們會永遠活在你的記憶裡，再也不受人世爭鬥與磨難的紛擾，也不必承受痛不堪忍的靈魂永生。我們的身體由化學物質和有機物質構成，這些全都不會飛上天進入天堂，而是回歸大地母親的懷抱，變成腐植質靜靜地沉睡。在老母親的懷抱裡，它們會以這樣或那樣的形式永遠地活下去。假如普及這種教育，假如人人都相信死亡背後是永生，他們會不會因此變得更快樂？

但是，很長一段時間裡，我都沒有大聲說出這種想法，完全沒有。我不想被大家排斥。我只在自己的小農場裡韜光養晦，打造我自己的天堂。

07

再見！貓咪喬姬

GEORGIE THE CAT

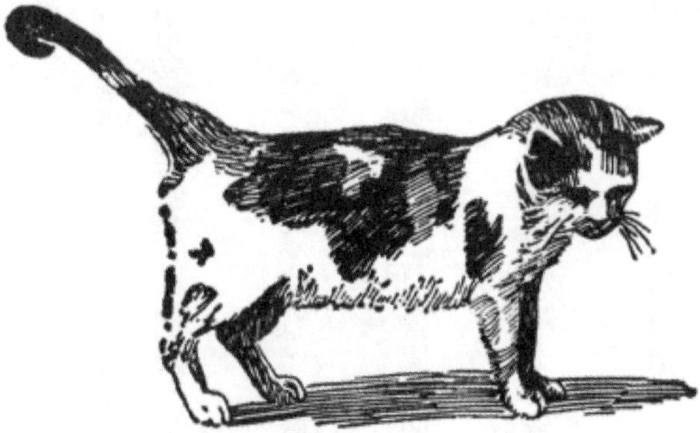

喬姬是隻再普通不過的老貓，長得也很一般。但對我們四歲的兒子傑瑞來說，卻給了他親情之外的第一份友誼。喬姬抓到老鼠，他就獎勵喬姬餅乾。傑瑞發現浣熊跳到露台上要吃小貓咪，嚇得躲了起來，喬姬卻很勇敢，留在露台上和浣熊對峙。喬姬和傑瑞分享彼此的喜怒哀樂，在四歲小男孩的世界裡，他們是同舟共濟的患難姊弟。

可是現在，傑瑞發現他的貓死在穀倉裡，就躺在門邊上。他跑來找我，一臉的驚恐。他不是沒見過死的東西，只是還不知道死是什麼。

「爸爸、爸爸，喬姬……」他沒多說，或許是不敢多說，害怕說了會使一切都變成真的。

我找來鏟子，輕輕把喬姬鏟了起來。這下傑瑞肯定知道什麼是死了——要是喬姬還活著，別說鏟起來，鏟尖兒都別想碰到牠。

眼淚順著他的下巴吧嗒吧嗒地往下掉，我都不忍心看他。那雙小眼睛正一點兒一點兒地看見這個世界會用死亡結束所有的生命。我轉過身，果斷地向樹林走去，手中的鏟子卻變得超乎常理地沉重。傑瑞也跟了來，他還在哭，每一聲嗚咽和哀號都滿是抗拒。

一邊哭著，他也沒忘問我問題，而且個個問到重點，全是人類在死亡面前想知道卻找不到答案的問題。而我卻不得不回答。

「爸爸，牠還能看見我們嗎？牠知道自己現在在鏟子上嗎？」

我沒把想說的告訴他。我沒跟他說喬姬去了貓咪的天堂，那裡仙氣繚繞、若隱若現，老鼠都胖嘟嘟的，牛奶也濃稠得跟奶油一樣，而喬姬就在那上邊微笑地看著我們。

「不，傑瑞，喬姬再也看不到我們了。」

「那牠連感覺也沒有了嗎？牠沒有辦法動了嗎？」

「是的，牠動不了也沒感覺了。」

「讓牠動起來。」傑瑞一把抱住我的腿哀求我。在他眼中，世界上沒什麼事能難倒爸爸。

「不行，傑瑞。死了就是死了，做什麼也沒用。」我放下鏟子，摟著他的頭。

我知道自己快承受不住了。

「我們必須埋葬喬姬。」我還是開口了，然後又開始果斷地朝樹林走。

「什麼是『埋葬』？」

「我們先在地上挖個洞，再把喬姬放進去，最後用土把牠蓋上。」我解釋道。

「為什麼要埋葬？」

眼看就要到樹林了，可我還是完全沒想明白我們為什麼要用土把喬姬埋起來。

「死了的東西都要埋。」

「爸爸，我能摸摸牠嗎？牠還會和以前一樣感覺得到嗎？」

「如果你想摸牠，你可以摸，但是牠感覺不到了。」

小傢伙彎下腰撫摸他死去的貓咪。他現在儼然成了科學家——先前面對死亡還像原始人一樣恐懼，現在探索科學的好奇心卻萌動了起來。他想用自己的雙手診斷死亡的症狀，但這個我還真受不了。

「我們要把喬姬埋在地下，這樣牠才不會受到打擾。」我說。

「你可以做個籬笆把這裡圍起來嗎？」他問，「那樣就沒人會踩到牠了。」我想我明白墓地是怎麼來的了。

「放塊石頭在上面吧，這樣我們就知道牠埋在哪裡了。」他說。我簡直不敢相信我的耳朵。他不知道有墓碑這回事，可他心裡想的，無疑和全人類想的都一樣。

「沒錯，這真是個好主意。你去穀倉邊的石堆拿一塊石頭過來放在這上面。」這樣我鏟土的時候，他也有事做。

只是這個洞不夠寬，我還沒來得及結束粗陋的貓咪葬禮，他就又回來了。等我開始往洞裡推土埋喬姬時，他又哭了起來，我也再沒力氣了。於是我們抱在一塊兒哭。真是奇怪，我是怎麼了，不就是一隻貓嗎，母親的葬禮我都沒哭成這樣。但我還是摟著兒子，與其說我是為那隻貓哭泣，不如說是為兒子傷心。也有可能我之前沒哭，是因為母親下葬的時候不是我填的土。

「牠再也、再也、再也回不來了嗎？」傑瑞號啕大哭，為他的貓咪乞求長生不死，可這也是千百年來所有人哀傷的祈求。而我只能搖搖頭。

「如果老貓咪不死，小貓咪就沒地方待了呀。如果以前我們家的老母雞都沒死，現在我們該把小母雞養在哪裡呢？」

我不知道他是不是明白了，或者我是不是明白了，但我就是那樣說的，因為我也不知道還能怎麼說。我們把土填好以後就離開了。傑瑞現在對死亡多了些了解，我則對生命多了分領悟。

然而事情到此還沒結束。傑瑞表面上好像沒在想喬姬，但他跟小貓在一起的時間更多了——那是喬姬留給他的最後的禮物。整整兩天，小貓都不肯吃東西，我和妻子都很擔心。如果這隻小貓也死了……讓一個快五歲的小男孩承受這麼多痛苦是不是太殘忍？我們花了很多時間想辦法讓小貓喝牛奶，但我們還是裝出一副輕鬆愉快的樣子，好像在告訴傑瑞，小貓兩天不吃東西再正常不過了。可傑瑞不是小傻瓜。

第三天，我在穀倉的雞群裡就聽到了喜悅的歡呼。傑瑞向我一路跑來，懷裡抱著那隻小貓。

「爸爸、爸爸，福瑞斯基喝牛奶啦！媽媽說牠很快就會沒事了。牠會活下去！」兒子抬頭看著我，目光炯炯有神、充滿希望。就是憑藉這希望，人類繁衍生息了不知幾百萬年。我相信傑瑞學到了很多很多，只是他自己還不知道。現在他看到的是喬姬雖然死了，還有福瑞斯基活著。

未來某一天我也會死，而他的孩子們還活著。到那時他就能體會我現在的感受：母親走了，但我還有傑瑞，於是她也活著。

08

永生的暗示 I
繁縷篇

Intimations of Immortality I: The Chickweed Version

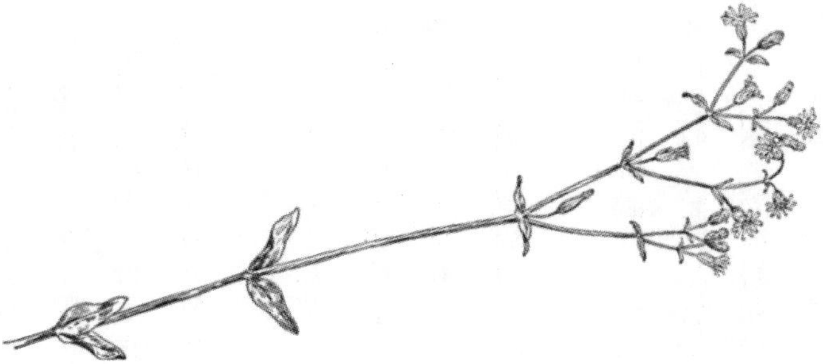

我不想把繁縷稱作花園裡最令人討厭的雜草，因為我覺得它想教給我們永生的道理。在繁縷最喜歡的生長環境中，也就是肥沃的有機土壤裡，它幾乎堅不可摧。噢！你可以給它蓋上一層厚厚的護根悶死它，這個效果可以保持近一個生長季節，對繁縷來說也就是一整年。但是你可得小心，等護根完全腐爛後，那些綠色恐怖分子就會以迅雷不及掩耳之勢咆哮著捲土重來。

二〇一二年就好像在告訴我們：永遠都別想擺脫繁縷。我住的地方，冬天從不會冷到哪裡去，而只要氣溫在攝氏十度以上，繁縷就不會真正停止生長，哪怕是在一月。我以為自己已經在一些園地裡控制住了它們瘋長的局勢，可就在冬季解凍、天氣回暖的時候，這些可惡的傢伙又像瘟疫般蔓延開來。二月底它就準備結籽了，再長一個世紀也不成問題。

三月緊跟著來了，結伴而來的是通常五月才會有的天氣。地裡濕漉漉的，空氣暖暖的。繁縷趁機換檔，以賽車般的時速飆長。等土地乾到能種地時，繁縷早就長成了四英寸厚的草墊子，連花都開好了。你在四英寸厚的草墊子上開過園地耕耘機嗎？耕耘機就在那上邊彈啊彈啊，彈得歪七扭八的，像小孩子玩蹦蹦床一樣。於是我把鋤頭磨得跟鋒利的剃刀似的，再向那傢伙發起進攻。砍下去，彈回來，砍下去，彈回來，再砍，再彈，砍砍彈彈。我還不如直接去鋤床墊。我抓狂了，跪下來雙手上陣，對那些綠色搗蛋鬼又撕又扯。有些根實在深得我都拔不動。有些能拔鬆的，一拉拉出來一大坨，還帶出兩英寸表土。最後我只好動用大圓盤耙和拖拉機，拔了個底朝天，又把園地耕耘機反覆開了三四個來回，頑固的草墊子才碎成了棕色的大泥塊，然後我再用手或者糞叉把它們弄走。

就算是化學除草劑也只能把綠色的「床墊」變成黃色的，可就連這丟了半條命的黃色草皮墊也很難犁得動。而且很快，噢不，是很快很快，新一波綠色軍團就又來接班了。我斷定自己是在跟某種永不會死的生命形式打交道，這讓我對永生又多了一種困惑。

有些園丁告訴我，要想阻止繁縷對「永生」的追求，最好使用火焰噴射器，但我還沒試過。他們說買一個汽油除草噴火器絕對划得來，因為當你看到猖獗的現世惡魔被燒焦燒糊的時候，你就會爽歪歪。但是噴火器燒不掉在地下盤繞的根團與無數的種子。你要是想在燒過的那塊地上接著種玉米，到八月的時候，一旦下雨，只要雨水超過三滴，近百萬株繁縷苗就會在高高的玉米植株下如雨後春筍似地暴長起來。到時候想再用噴火器可就難了，除非你想一下子燒出很多烤玉米和爆米花。

雞和牲畜都吃繁縷。如果在園地裡圈養上一群母雞，你就好像有了個可以移動的「雞群拖拉機」，有望擺脫繁縷，不過也就是一會兒罷了。要想永遠擺脫，除非你掌握繁縷的致命弱點，那就是壓根不在這塊地上耕種。繁縷不會和原生態「永久」牧場上的草爭地盤，也不會固執地賴在草坪裡。它需要的生長環境是經常耕種的土壤，你愈是用耕耘機碾壓，它就長得愈旺盛。我想這就是它要幫我們上的一課。大自然讓繁縷提醒我們，每年都翻耕土地既不合自然之道，也無法持續長久——除非你想靠吃繁縷沙拉生活，其實這樣好像也不錯。

我與繁縷進行殊死搏鬥的同時，還做起了實驗——我想嘗試用輪牧讓農場「永久」地經營下去，儘管在降雨充足到可以長出樹木的地方，林地才是「永久」的自然環境，也就是所謂的「頂極植被」[22]。農場上的牲畜生來就是放養覓食的。新農業觀認為，如果有營養豐富的各種牧草和苜蓿，牲畜和雞群一樣可以生產肉、奶和蛋，甚至比把牠們關起來，用每年收割的穀物餵撐牠們還要划算得多。所以我決定

22 指達到頂極的穩定植物群落。頂極群落在生態學中指由植物與動物和真菌組成的生物群落，在經過一系列生態演替之後，達到的一個保持相對穩定的最終階段。之所以能達到穩定，是由於頂極群落中的各物種都能良好適應所在地區的氣候等條件。

試一試。我把自己的那一小畦地分成八區，每區大約一英畝，然後就幹了起來。實際操作沒想的那麼簡單，好的放牧需要妥善經營和管理。不過只要我定期除草，控制住多刺的樹木與灌木的生長，輪牧這個辦法就能見效。我還了解到整個系統要運作成功，就得按一定順序把牲畜從一個區轉移到另一個區放牧，這樣牧草就能輪流得到機會休養並恢復蓬勃生長，牲畜也能在整個生長季節都吃到新鮮、繁茂的牧草。做好輪替管理，確保每六週以上才輪回同一個區，還能大大減少牲畜體內的寄生蟲。

遵照放牧大師的指點，我的夢想就是不種一分田，還能提高肉、奶和蛋的產量。可我沒想到，差不多有一噸重的書（幾乎不算誇飾）在宣揚永久牧場的好處。牲畜糞便外加來自豆科作物的植物養料，尤其是氮肥，就能滿足牧場對肥料的全部需求。每個區的放牧週期快結束時，適當地割割牧草，或者就當為了製成乾草，再加上放牧本身，就能控制住大部分雜草的生長。只要不動用大機器翻地碎土，每年都能省下可觀的時間、機器使用和燃料。土壤侵蝕也幾乎為零。牧場土壤裡的根系高度密集，有益微生物的數量和種類也比其他土壤多得多，蚯蚓這樣的益蟲當然不在話下。牧場還能蓄積腐植質，這可是食物鏈的命脈，而且永久牧場還是最有效的碳封存手段之一。有些提倡放牧的人甚至說耕田種地攪亂土壤，哪怕就一次，也足以毀掉土壤的生態平衡，而這種破壞造成的創傷卻需要放牧一個世紀才能修復如初。

想像一下美國鄉村的田野沒有耀眼的琥珀色麥浪，而是看上去就像個高爾夫球場。實際上，歐洲的一些地方就拿高爾夫球場放牧，高爾夫運動在蘇格蘭發源的最初幾年就是這樣。假如放牧奏效，地球就會變成天堂般的永久樂園，尤其如果高爾夫又剛好是你最愛的消遣。

冬天可以放牧的時間愈長，需要製備的乾草就愈少，所以還得繼續尋找就算地面被白雪覆蓋也能長出來的牧草（野牛能活這麼長時間，靠的就是把草從雪下刨出來吃，那些草雖然已經乾死，但還是很有營養）。有些本地種的草原草和羊茅挺適合的，有了它們，冬季就能多放牧一兩個月，即使在北方也沒問題。苜蓿遇到寒冷的天氣會凍死，但只要大雪沒將它完全覆蓋，死掉的苜蓿都還是上好的草料。

眾裡尋草千百度，稍稍回首，想起繁縷在花園處處。啊哈，也許它就是那個理想的冬季牧草。繁縷太容易再生了，莖葉又肥厚多汁，牲畜和雞群都能吃。這裡是俄亥俄州北部，氣溫本就比別處低一些，但即便到了十二月，繁縷也還是綠的，而新春三月，又會開始新一輪的生長，甚至二月就開始長了，二〇一二年就是這樣。如果氣候變化使然，那它可能整個冬季都會長。興奮之餘，我試著在牧場裡種植繁縷，可繁縷卻拒絕合作。我懊惱極了。它就是不肯在未擾動過的土壤裡生長。繁縷暗示我們，它可以不死，也可以不生，而祕密全在那草地裡。它似乎在說，如果你真想要可以永續經營的農場，那就不要反覆翻耕、攪碎土地，否則你就得和繁縷這樣的討厭鬼打交道，什麼荊棘、薊、毒葛、豚草，以及其他各類愛在受過擾動的土壤裡大肆繁殖的野生植物就更別提了。或者引用欽定版《聖經》中，上帝將亞當和夏娃驅逐出伊甸園的那段話：「……地必為你的緣故受咒詛。你必終身勞苦才能從地裡得吃的。地必給你長出荊棘和蒺藜來，你也要吃田間的菜蔬。」我不是很確定這段話的意思，但既然《聖經》裡多數段落的意思我都不確定，那我想怎麼理解都行，就算我的理解和神學家們通常的解釋不同也沒關係。也許從每年都翻耕的地裡長出來的食物，每樣都是現實世界的花園禁果。也許繁縷就是想告訴我們，大地本可以成為永久的花園，是我們在阻撓這一切的發生。我們每年都撕碎大地的土壤，這便是阻止它成為永久花園的第一步。

就在這時，一些無畏之徒把繁縷製成了藥膏出售，宣稱這種藥膏對皮疹、皮膚皸裂及各種皮膚擦傷都很有療效。要是我在身上滿滿抹上這種藥膏，搞不好也能像繁縷一樣長生不死哩。

09

永生的暗示 II 豬草篇

Intimations of Immortality II: The Pigweed Version

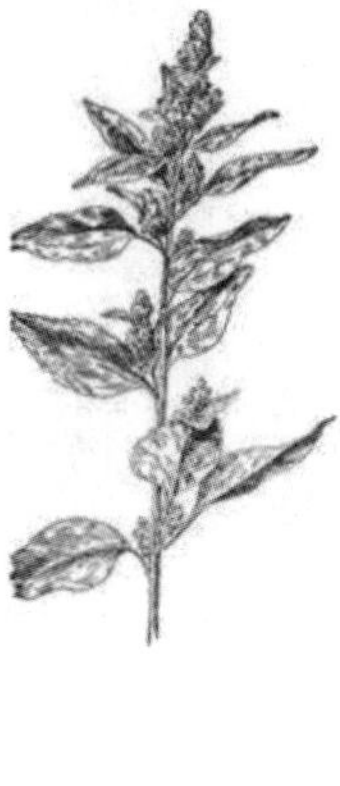

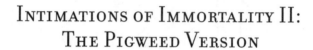

二十一世紀的第二個十年，農牧業面臨的頭號威脅似乎不是經濟衰退、氣候變遷、孟山都[23]和蔓延的社會主義，也不是原始的福音主義，而是一種名字難登大雅之堂的植物：豬草（pigweed）。它也叫作「紅根」，不過這是俄亥俄州農夫們的行話，因為它的根是粉紅色的，更準確地說它是「野莧」，這名字聽上去確實有點不入流。如果你想夠風雅，那就叫它「反枝莧」或者「綠穗莧」，說出口後，你的眼神還要很有智慧般地望向遙遠的天邊，就好像人人都知道是這麼個叫法。如果你想夠新潮，那就叫它「長芒莧」，因為在大約六十種已命名的莧屬植物中，唯獨它讓生產除草劑的公司頭大。研究雜草的科學家們把長芒莧稱作「完美雜草」（和「完美風暴」一樣）[24]，或者「超級雜草」，因為它已經對嘉磷塞除草劑免疫。所以啊，誰要想覓得長生不死之妙法，當然得好好研究它一番。最近伊利諾州拜耳公司作物科學部（Bayer CropScience）的一塊實驗田裡，儘管實驗人員把當今能用的除草武器全用上了，長芒莧的生長速度還是「遠遠超過了大多數實驗田裡大豆的生長速度」。

這對莊稼漢可是個壞消息，他們只能希望「科學」快點開發出一種強效除草劑，

23 Monsanto，美國跨國農業生物技術公司，目前也是基因改造種子的領先生產商。

24 許多本不危險的單個事件或因素碰巧同時發生，帶來的災難性後果或難以解決的問題叫「完美風暴」。

既能幹掉這傢伙，又不會把良田變成不毛之地。因此，我說也許某一天我們可以和長芒莧化干戈為玉帛，把它變成我們的盟友，在別人眼裡，我準像個支持農業無政府主義的農民。長芒莧在乾燥炎熱的氣候裡長得特別健壯（大多數豬草都這樣），因為它原本是西南部的沙漠植物，後來越過南方，現在正堅定地進軍中西部。對於我們在二〇一二年經歷的那場乾旱，這是個好的解決方法。長芒莧固碳的效果也不錯，一天就能長一到兩英寸。據我觀察，本地原產的豬草就真是這樣長的，七月不論天氣多乾燥，它們都愛從我家的園子裡猛地冒出來。

可你知道有多諷刺嗎？豬草的穀粒，甚至是長芒莧穀粒，八千多年來都是公認的營養食品。它是阿茲特克人、甚至是會築丘的北美印第安人的主食。它極有可能就是在沃泊爾溪邊豎起土丘的林地印第安人種的。現在墨西哥各地都還有人在吃它，尤其喜歡把它爆成爆米香後混合蜂蜜，做成一種叫「阿萊格里亞」（alegria）的甜點來吃。早在一九七〇年代，鮑伯．羅德爾就把野莧當成羅德爾研究所（Rodale Institute）的主要項目來經營。研究所研發出了一些新品種，在賓州東部的研究所農場種上了好幾英畝，然後將收穫的種子儲存起來，同時向全世界放話說它們潛力巨大，在很多情況下都能代替其他穀物。那時候我和鮑伯來往密切，他相信自己發現的是一種很重要的新型莊稼，許多時候，尤其是乾燥的氣候條件下，這種經濟作物的產量和玉米或稻米的產量一樣高。

當時的情形讓我有點尷尬。那時我要為羅德爾出版社（Rodale Press）寫大量素材，自然對野莧的種種潛能印象深刻，而更讓我難忘的是鮑伯．羅德爾的創新遠見。可是就在我第一次看到一整片種得整整齊齊的豬草田時，我感覺自己好像是在看實景版的《超世紀諜殺案》[25]。我還是個小孩的時候，不論是在農場上還是在園圃裡，大人們都一直對我耳提面命豬草有害，應該斬草除根，哪怕它從來沒被除盡過。只要你讓一棵豬草結出種子，來年就得對付上億個地獄惡魔。這還沒完，鮑伯還有一塊地勻整地種滿了藜，整塊地上除了藜沒有其他雜草，這更衝擊了我自小受到的教育根基。藜也是一種很好的食物，在印度這樣的地方是很寶貝的，可是在我出生的這類農場卻十分討人厭。我都不敢正面朝向站在我身旁的鮑伯，只用眼角的餘光瞄他。「你知道你做的這一切，對我來說意謂什麼嗎？」我問他。「這就好比為一個熱忱的基督徒展示地獄這地方真不錯，住在裡面感覺棒極了。」他只是露出他招牌

25 Soylent Green，一九七三年發行的美國科幻電影，描繪全球暖化和人口過剩導致資源枯竭的未來世界，蔬果變成極為昂貴的奢侈品，大多數人都食用由大豆和扁豆製成的餅片度日。

的神祕微笑，把我的這番評論權當恭維，而我原本就是在稱讚他無誤。

有好一陣子，我們所有人都認為將來野莧會在芝加哥期貨交易所（Chicago Board of Trade）上市，成為和玉米、醃豬肉一樣的商品。一切都指向這樣的未來，就連伊利諾州從事商業化生產的農民，都在大片大片種植這種「新」穀物。為了蒐集寫作材料，我走訪了這些農民和園丁，他們對豬草的熱情絲毫不亞於大豆。大豆的蛋白質含量更高，達百分之三十到四十，而野莧籽的蛋白質含量只有百分之十四到十八，但是野莧籽的完全蛋白質[26]的含量比任何一種普通穀物或豆類都要高。這一切都向我們預示野莧的前景一片光明。

可是很奇怪，我怎樣都說服不了自己在自家的園子裡種野莧。每次一看到自己從羅德爾農場帶回來的那一小袋野莧種子，我就感覺羞愧難當。我在腦海裡看到的是大批大批的野莧像野葛一樣蔓延，種野莧就像種野葛，搞不好就弄得物種入侵，好心辦壞事[27]，爬過一塊又一塊農田，覆蓋整個美國，我實在種不下去。最後我一把火燒了那些種子，不然感覺自己就像個叛徒。文化適應再一次戰勝了理智思辨。

不過後來我發現，整個農場圈都是這麼個態度和做法，野莧這種糧食也就一直

26 complete protein，指食物中營養價值最高的一種蛋白質。氨基酸種類比較齊全，含量充足，比例恰當，接近人體蛋白的組成，因此具有維持生存和促進機體生長發育的作用。

27 一八七六年美國費城的世界博覽會上，野葛首次出現，之後由於諸多益處被正式引入美國廣泛種植。但是野葛在美國的土地上幾乎沒有任何天敵，瘋狂的蔓延使其氾濫成災，以致美國人考慮的問題不再是怎樣利用它，而是如何剷除它。

沒紅起來。主要原因就是它的種子太小了，植株卻長得那樣高大笨拙，怎麼說都有七、八英尺。如果大規模種植，用機器收割和打理會非常困難，而小規模的種植又會使機器作業變得過於費時。畢竟阿茲特克人生活的時代還沒有現代機器，所以他們甘願緩慢而辛勞地從自然界中採集野莧。如今這個時代，讓人們仍舊願意千辛萬苦地手工栽培和收穫的作物只有大麻，因為那是目前獲得醫用大麻的唯一辦法。我們才不會那麼傻，我們還有大量的選擇。前些年，強尼精選種子公司（Johnny's Selected Seeds）的商品目錄就列有野莧籽，他們應該是第一家製作商品目錄的種子公司。現在強尼和其他許多公司都只把野莧當作觀賞植物銷售，它也確實挺漂亮的。改變的種子公司（我相信還有其他幾家公司）的商品目錄則仍把野莧籽列作穀物種子出售，只是不像先前那樣大力推銷了。更沒什麼人會專門提出野莧籽的各種蛋白質和氨基酸含量均衡，某種程度上它們提供給人體的營養與牛肉相等，甚至比牛肉還要好。

所以我們現在陷入了兩難的境地，也許我不該拿這個開玩笑，但就是忍不住。眼下一種野生植物正威脅著我們的穀物產業，因為它時不時地喜歡豪飲除草劑。尋找永久花園，野莧可是關鍵，生命力可能比孟山都還要強。它不僅忍辱負重，熬過了不知多少個世紀的漫長歲月，現在還要蓄力反擊。如果野莧能開口說話，就會發布新聞簡報說，既然人類拒絕把它當作商業糧食，那它就會竭盡全力來改變我們的成見，逼得我們接受它那自然又務實的生命哲學。它正大踏步向我們產業化種植的糧田進軍，想把我們從人類自己的手中解救出來，說服我們放棄機械化的糧食生產體系，重新拿起鋤頭進行傳統農耕。

其實為人類創造一個更加不朽的世界，鋤頭並非野莧真正唯一或者最好的搭檔。這麼說吧，肉豬喜歡吃野莧粉紅色的根，我猜它就是這樣得了「豬草」的名字。我們可以把豬放養在野莧地裡，畢竟野莧自我更新能力強，怎麼說都比較持久穩定。這樣遠比把收割的玉米運到養豬場餵豬要經濟得多。野莧的嫩葉用來做沙拉也不錯，人吃、豬吃都行。至於豬不吃的野莧種子，可以用來做各式各樣富含蛋白質的烘焙食品。像二〇一二這樣的旱年到來的時候，種野莧的莊稼人（假如我們再活幾個世紀，他們就是唯一還有莊稼種的農民了）就能慵懶地打著呵欠去釣魚了。不過回頭一想，既然野莧在乾燥的氣候裡也能蓬勃生長，我們還是得在不需要它狂長的地方幫忙鋤一鋤。

順便說一下，就在羅德爾公司開始人為地對豬草和藜進行大規模地單一種植時，這些野生植物竟然和商業穀物一樣開始染病和不育。從追求長生不死的角度來說，這就給我們上了堂課。我們都知道這裡頭的學問是什麼。大規模產業化的單一種植根本就不符合自然規律。龐大的人口密集地生活在大城市裡，靠這樣種出來的糧食維持生存，這也有悖自然法則。

10

他們為什麼要自殺？

Why Are They Killing Themselves?

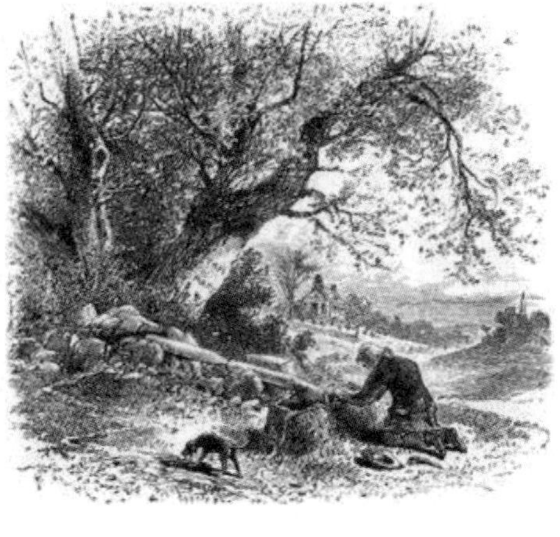

我還在想著把生與死的差別弄明白，「自殺」這傢伙就從新聞裡探出了它那顆醜陋的頭顱，難看不說，還特別顯眼。二〇一二年，軍營裡的自殺率猛增了百分之十五（各大新聞標題是這麼說的，信不信由你，反正我是肯定再也不信任何人的數據了）。青少年自殺也頻頻發生，讓人匪夷所思。自殺還是大學生死亡的第二大原因，這也是新聞標題說的。就連我生活的小圈子裡，我最想不到的會自尋短見的人——一個阿米什[28]農民——也在自家的穀倉裡自殺了。我認識的一個年輕女人也這樣，但她的生活一帆風順啊。我拚了老命要長生不死，這些人卻鐵了心給自己的生命劃上句號，這種矛盾在我腦海裡激烈對撞，震得我有段時期都不知該如何同時面對這兩種極端的現實。人為什麼要自殺？既然我們在醫療保健方面的進步如此神速，我們怎麼就不能減緩自殺的速率呢？為什麼表面春風得意的人選擇自殺，那些漫無目標還愛抱怨生活的窩囊廢卻好好地活到了九十多歲？為什麼遭遇種種困苦磨難的人反倒不常選擇自殺？「為什麼」真是個令人討厭的詞。她是一個老巫婆的名字，成天騎在我們背上，用指甲刮著我們，發出刺耳的尖叫，嘲笑我們。因為我們永遠都不肯承認她的道理：我們有無窮個為什麼，但答案卻怎麼樣都不夠。

28 Amish，是美國和加拿大安大略省的一群基督新教再洗禮派門諾會信徒，又稱亞米胥派，以拒絕汽車及電力等現代設施、過著簡樸的生活而聞名。

我研究了關於自殺的統計數據，或者說我曾試圖研究出個結果。可是與多數搜尋準確事實的情況一樣，自殺的相關數據以及有關自殺原因的資訊，都那樣含糊不清、模稜兩可，有的甚至自相矛盾。首先，自殺有時被當作「意外事故」來報導，以避免自殺者的家人受到二度傷害。其次，當「意外事故」其實是自殺事件時，人們未必能夠看透真相。再次，我們現在的這個社會，協助自殺會構成犯罪，所以在「意外用藥過量致死」或「自然因素死亡」中，究竟哪些實際上是協助自殺的結果，都無人知曉。安寧療護所的工作人員告訴我，那些病人根本沒有康復的可能，活著就只能飽受病苦的折磨。他們知道自己時日不多，只好乞求護士用枕頭悶死自己，要不就絕食，自行了斷。在這裡，真正的罪過其實是法律禁止協助自殺。

就算你能突破重重警告，關於自殺的那些資訊還是不可靠。儘管在一些自殺數據統計中，醫務人員常常屬於高危險族群，但是牙醫的自殺率卻並不比其他職業高。同樣，比起沒有嚴重心理疾病的人群，有精神病史的人群的自殺率也沒高到哪去。無論是在感恩節、耶誕節還是新年假期，自殺都沒有增加。春天似乎才是自殺更為好發的季節——而這個季節本該給人全新的希望。男性的自殺率高出女性，不過女性也沒少自殺，只是她們的自殺常常以失敗告終。可能她們根本就是裝的，也有可能是她們在最後一秒改變了主意。假如我在谷歌上搜到的那一長串沒完沒了的數字沒弄錯，自殺率大體上是從二〇〇〇年左右才有了小幅增長，但迄今也沒高過一九五〇年。我倒沒覺得奇怪，因為我偶然得知了十九世紀末和二十世紀初的一些事。我在研究另一個完全不同的主題時，得在微縮膠卷上閱讀我們當地各種版本的報紙。出乎我的意料，過去報導的自殺比現在還要多。

二〇一三年的最新資料顯示，中年人的自殺率在攀升。可是等你仔細看小字注解，裡面有太多的「沒錯，但是……」，搞得那些數據也似乎沒那麼令人信服了。資料裡提到的那群人就是「嬰兒潮一代」，他們如今正步入中年。只是為什麼在我們的歷史上集萬千寵愛於一身的一代人，反倒比其他年齡層的人更想自殺呢？

不同的文化立場使這個問題更加難解。在我們的觀念裡，「自殺不道德」的想法根深蒂固，任何就此進行的討論都會陷入意識形態的情緒化爭辯。就連「現今軍營裡有多少人自殺」這樣容易統計的事，都能有爭議。反戰派拿出了他們的數字，主戰派連忙反擊，若不是參軍，不知又會有多少人自殺。而且終歸沒有人知道，有多少在戰場上「犧牲」的軍人其實是自殺身亡的。

我研究了一些自殺者的病歷，發現科學與宗教似乎都不是造成他們自殺的主要因素。無神論者不見得就比按時去教堂做禮拜的人更容易自殺。一些承認有自殺傾向的人告訴我，心理健康專家滿嘴漂亮話，但仔細推敲起來卻沒半點實際意義。其他人也同樣批判了那些想用宗教信仰來幫助他們的人。有個人就曾對我抱怨，聽傳道士虔誠地訴說永遠「沐浴在上帝的永恆之光裡」是多麼壓抑，壓抑得使他更想自殺了。

也沒有確鑿的數據表明基因是導致自殺的罪魁禍首。有時自殺看起來是有點家族遺傳的可能，但也得看你怎麼定義「家族遺傳」。假設有個姑婆自殺了，然後她的侄孫女也自殺了，這算家族遺傳嗎？現在很多人藉助各種藥物擺脫憂鬱症的困擾，但也沒有可靠的證據顯示憂鬱症患者就比其他人群更容易自殺。酗酒或者毒癮也不一定會導致自殺，否則我們的人口早就急劇下降了。會不會是自殺者的DNA裡有怪脾氣的基因在興風作浪，還是他們的大腦裡長了沒被檢查出來的腫瘤？神經和突觸搭錯線？科學無法提供確切的答案。童年時遭受過精神虐待或性虐待會導致自殺嗎？可能會，但多數有過這樣經歷的受害者都沒有輕生。

人們還普遍把自殺歸咎於日益增長的社會壓力，每個人都有壓力必須表現得更加出色。但這個自殺的理由似乎也缺乏數據的支持。有人說青少年自殺是因為他們被迫承受了太多學業和體育訓練的壓力，但許多受到這方面壓力的孩子不僅沒有自殺，反而學會了在壓力下茁壯成長。綜合考慮的話，現今的孩子們擁有的一切比起過去好太多。舊社會的孩子得成天在骯髒的工廠裡做苦工，飽受奴役，還不受童工法的保護。顯然那時的孩子大多數也沒自殺。女性也一樣。人們期望她們變成超人，在家是相夫教子的賢妻良母，在外則是精明能幹的工作好手，於是人們又覺得這種過高的期待有時會使她們憂鬱然後自殺。可事實再一次證明，大多數女性不僅承受住了這些挑戰，還做得相當漂亮。我很懷疑千禧世代女性的生活狀態會和往昔一樣糟。舊時女性面對的是冷酷無情的生存環境，她們過著原始的生活，節衣縮食、艱苦樸素，時時刻刻可能遭受野生動物和印第安人的攻擊，沒有電也沒有完善的醫療保健。我知道住在破爛得快要報廢的農舍裡又沒有電的日子是什麼樣子。我們搬進農舍的那天，我看見母親站在空蕩蕩的廚房裡哭泣，但不一會兒她就調整好自己，把破爛的農舍布置成了極好的家庭居所。我記得她幹髒活兒累活兒的時候幾乎總在唱歌。在我對母親充滿溫情的美好回憶裡，她總會設法加熱一個烙鐵熨斗，用毛巾把它包起來，塞到我的床腳，這樣我的小腳丫在寒冷的冬夜也能暖呼呼的。那是奢侈，不是艱苦。

很明顯，我對自殺盤根究底並非只是出於無聊的好奇。年紀大了，又感覺自己的身體有點不對勁，死亡的念頭就不停地推擠進了我的意識。我知道不管怎樣，我都不會直接自殺。但是由於我非常討厭待在公共場所，尤其是醫院，所以我在想，等我又老又病重的時候，我是不是有膽量只宅在家裡哪兒也不去，藉助著大量嗎啡靜靜等待死亡的降臨——這是一種消極的自殺。怪異的是，衛道人士似乎沒覺得消極自殺有多不妥。不過每次我向家人說起類似的話時，他們都會反覆表示絕不會讓我做那種傻事。慢慢地我明白了死亡這事並不像我當初想的那樣，它不是我一個人能說了算的。一個好父親和好丈夫最後應盡的責任，就是得設法讓還要繼續活著的家人過得輕鬆些，哪怕到了痛苦的臨終時刻。嗯，也許就是這樣的。但是我開始刻意在與家人的談話中隨意地提起自己的死，這樣或多或少可以讓大夥人（包括我自己）習慣它。

精神病學和心理學如何看待自殺傾向，我一知半解。為了彌補知識上的缺漏，我找到了兩個嚴重憂鬱的患者，而他們也願意談談自己的心理狀態。他們百分之百地堅持自己的病是因為身體系統裡的化學物質失去了平衡，只有某幾種化學藥物綜合起來才能調節這種失衡。在他們的描述裡，「憂鬱」是心理和生理都在承受劇烈痛苦的狀態，只有真正經歷過的人才能理解和體會。他們說，多少心理諮詢和團體治療對他們都無濟於事。吃藥能減輕他們的痛苦，但處方是否見效就得看醫生了。如果醫生願意而且能夠堅持反覆調整藥物劑量，才能找到最佳的劑量和搭配來緩解他們的病情。

他們要我去讀讀大衛．福斯特．華萊士[29]的書，這位作家最終自殺了。下面有一段他寫的話，網路上也能搜尋到：「對所謂的憂鬱症患者來說，他們想自殺並不是因為人們常說的感到『絕望』，也不是因為他們秉持某種抽象的信念，認為生命賦予他們的資產和要求償還的債務不對等。當然更不是因為死亡突然間看上去就有了致命的魅力。當一個人內心壓抑的無形痛苦積蓄到再也無法承受

29 David Foster Wallace，美國著名作家，二〇〇八年自縊於家中，年僅四十六歲，此前他一直長期服用抗憂鬱症的藥物。

的程度時，她只好自殺。這就好像一個人被困在了高樓裡，樓下是不斷燃燒的熊熊烈火，她最後只能選擇跳窗……」一個不堪設想的念頭悄悄潛入了我的腦海。讓這些人接受協助自殺會怎樣？應該很恰當吧，他們不就和那些身患絕症、數著日子等死的人一樣嗎？他們在死之前，除了痛苦還有什麼？

可誰能說得清？人類的心智總是那樣迂迴又複雜，我都懷疑自己能不能完全相信這些講述者。他們當然覺得對我說的都是實話，但是因為包括他們在內的大多數憂鬱症患者都沒自殺，我怎麼能確定他們口中關於自殺的那些事是真的呢？撇開這些，許多自殺的人生前並沒被診斷出患有嚴重的憂鬱症，他們又是怎麼回事？

讓我們拓寬思路，假設自殺既不那麼簡單又不那麼複雜。假設很多時候我們尋找自殺的根源，都既找錯了方向又找錯了地點。那些自殺的人生前總給人一種印象：他們總是對自身存在的價值表達消極的態度。我訪問的那些憂鬱症患者一口咬定，他們的痛苦與他們對自我和環境的態度沒什麼關係，可事實上他們又沒自殺，至少現在還沒有，所以也許我能猜測真正的自殺者屬於不同的情況？許多自殺的人都習慣在言語中否定自己。我們的文化究竟是怎麼在無意間讓他們感到自己是這樣一無是處？

二〇一三年三月十一日的《紐約客》上，刊登了一篇對「自殺」有著十分精闢見解的文章。文章題為〈夢之安魂曲〉，作者是拉麗莎・麥克法夸爾（Larissa MacFarquhar）。她在文中分析了最近年僅二十六歲的電腦天才亞倫・斯沃茨[30]自殺的種種可能原因。斯沃茨因為以被視為非法的方式從網路下載資料，而被指控犯下多項重罪，此後他便結束了自己年輕的生命。他已經相當成功，就算要在監獄裡待上一小段時間，也依舊前程似錦。考慮到這點，斯沃茨的親朋好友紛紛就其死因說出了各自的看法，我也如飢似渴地讀著他們的觀點，希望可以了解真相。但是即使是這些親近人員的答案，也沒能讓「為什麼」這個老巫婆滿意。文章最後以斯沃茨父親的話結尾：「你知道，在我看來這根本沒道理……我覺得這個問題我永遠都沒法回答。」

然而斯沃茨自己的說法卻給了我啟發。麥克法夸爾引用了亞倫很早之前說過的話：「我感覺自己的存在對地球來說是種強加的負擔。」他怎麼得到了這樣荒謬的結論？我有一個答案，但真要說的話又讓我有點猶豫，因為我很清楚話一出口我就

30 Aaron Swartz，美國軟體工程師、作家、網路活動家，十四歲就參與創造RSS 1.0規格，而在程式設計圈中聲名大噪。二〇一一年被指控自JSTOR非法下載大量學術期刊文章，遭聯邦政府起訴被捕，面臨百萬美元罰款和最高三十五年徒刑。二〇一三年一月十一日早晨，他被發現在紐約市布魯克林區的公寓中自縊身亡。

會成為眾矢之的。如果文化是一個大蠶繭，幾乎我們所有人都是從這個繭裡飛出來的。現在讓我們暫時拋開這個繭，假設我們自幼便被教導相信我們是永恆生命中不可或缺的一部分，我們在食物鏈上流轉，也終歸回到食物鏈，這一切美好得令人欣慰，比起與不可思議的神靈共享永生，這更令人感到滿足。假設真能這麼想，還會有人認為自己對地球是強加的負擔嗎？幾百年來我們都相信自己來自地球之外，有神一般的靈魂，死後我們的靈魂又注定還有某種來世，而這靈魂的來世在現實中卻並不存在。亞倫正是因為接受了這種古老的哲學觀念才說出了那樣的話。

我想起了亞西西的方濟各[31]，他曾是我心目中的英雄（現在某種程度上也仍然是）。在捨棄榮華富貴、過上清貧的隱修生活前，他是放蕩不羈的花花公子。後來他與大自然親密無間，成為備受敬重的天主教聖人。假如他生活的時代也像今天一樣有精神科醫師，我敢肯定在他艱難地尋覓人生定位的那些年，心理健康報告裡絕對找不到幾個「優」。意志消沉的時候，他把自己比作一條卑微的蚯蚓。在一篇他常講的禱詞裡，他會重複打這個比方。我在方濟會神學校學習過，他們說這篇禱詞展現了他令人欽佩的謙卑。不過我可以肯定，這樣的比方並不利於提升一個人對自

31 Francis of Assisi（一一八二至一二二六年），又稱聖方濟各或聖法蘭西斯，天主教方濟各會和方濟女修會的創始人，動物、商人、天主教教會運動以及自然環境的守護聖人。

己的態度。

除非……我們換個全新的角度來看這件事。假如一個人在這樣的環境裡長大：人們天生的癖性不會被當成罪惡或者卑鄙下流的玩意兒，蚯蚓也極不卑賤，而是很受珍視的益蟲——牠們當之無愧——這樣的信念是否會使人們避免時常感到消沉和沮喪？或者甚至能降低自殺率？人們再不會在民間聽到這樣的古老打油詩：

沒人愛，討人厭，
我把蚯蚓挖個遍。
大蚯蚓，小蚯蚓，
肥蚯蚓，瘦蚯蚓，
我把蚯蚓挖個遍。

開明的文化裡，這首小詩則會這麼唱：

惹人愛，沒人怪，
我和蚯蚓做舞伴。
光溜溜，亮閃閃，
很美麗，很可愛，
我和蚯蚓做舞伴。

晚年的方濟各在談及自己的死亡時，開始用「死亡兄弟」這個詞，這無疑證明他已經能以一種健康的心態接受這無法逃避的事實。難怪傳說野鳥會圍繞著他飛來飛去。就算那是真的，我也不覺得奇怪。我們許多人親近自然的時候，都享受過這種快樂——我們在往野鳥餵食器裝盛鳥食時，山雀和五十雀會繞著我們飛來飛去。哪怕身處人生低谷，我們都不會說自己的存在對地球是種強加的負擔。我們明白自己是一切生命中不可分割的一部分。

我當然也會有意志消沉的時候。我會因為付諸努力後依舊失敗而灰心失望，對人類（包括我自己）愚蠢至極的言行深惡痛絕，甚至我會只因時光飛逝、死亡在劫難逃而委靡不振。可是只要我在花園或樹林裡忙碌，或者聽到我喜愛的音樂，尤其是自然音樂，那些讓人洩氣低落的情緒就會統統煙消雲散。於是我在想，這些對想自殺的人是否有幫助呢？讓他們多花點時間在園子裡勞動，和大自然合作生產糧食蔬果，這個工作多有意義呀！周圍還有畫眉鳥、草地鷚（meadowlark）和歌帶鵐（song sparrow）縱情歌唱。只要我在花園裡，就連「為什麼」這個老巫婆都從我的意識裡消失了，我不會再問那些沒有答案的傻問題。有自殺傾向的人會不會和我感覺一樣呢？

但我隨即就能聽到反對聲——如果把死亡變得令人欣慰，只會使更多人想自殺。對此我首先要說，這絕不可能。要是會這樣，有更多的基督徒和穆斯林會為了捍衛他們的宗教而成為自殺炸彈客，因為他們堅定相信，如果為了捍衛信仰而死，他們會直接上天堂。事實上，認為自己死後將獲得永恆喜樂的人，跟任何人一樣拚了命要活下去。如果死亡被視作生命的自然終結，我倒覺得「自殺」會被除罪化，而這本身就會降低自殺率。到時社會變得更開明，就像現在死亡咖啡館正流行起來一樣，人們會舉辦「死亡派對」（其實我們可以給它一個不那麼令人反感的名字，比如「最後的告別派對」）。在這個派對上，自殺不再是可怕、罪惡的野蠻行徑，而是一件莊嚴的聖事。希望回歸食物鏈的人，生時若已竭盡全力完成了活著應當履行的使命，那麼面對即將降臨的死亡，他們可以和親朋好友相聚，適當慶祝之後，服下藥片或者用任何安樂的方式結束自己的生命。

這聽上去與我們的文化是那樣格格不入，可今天人們在死亡咖啡館和餐桌上都在談論它——人們的觀念已經發生了改變，傳統的宗教信仰再也不能掌握大權了。我相信有了死亡派對，許多原本想自殺的人會改變主意；即使他們執意自殺，身邊也還有關愛他們的親朋好友守護，這肯定比他們自己偷偷溜進穀倉用草繩上吊，或者獨自走進樹林，用獵槍把腦袋打得稀巴爛要好得多。

順著自己的思路，我想如果我們在成長過程中便學會，若想得到安寧和滿足，自然的方式遠比超自然的方式有效——因為超自然的東西只存在於人們想像中，看不見也摸不著——那我們面對逆境時便能泰然處之，因為我們會在俗世塵囂外做些有意義的事尋求慰藉，而心裡有了這樣一份恬靜，也就不太會生起蓄意自我毀滅的念頭。我是有點自以為是，但我相信，假如我們所有人從兒時便受教，知道死後真正的來生其實就在這兒，在這個真實的世界裡，也許我們就能從活著的當下得到足以安撫我們焦躁靈魂的慰藉與平靜。假如我們人人都明白，唯有腳下的地球才可能埋藏著我們想要獲得的真正的滿足，也就是永恆生命的真諦，我們才會開始有心相信，這個世界也許能享有真正的太平。

11

也許上帝就是
一株純紅的鳶尾

MAYBE GOD IS A PURE RED IRIS

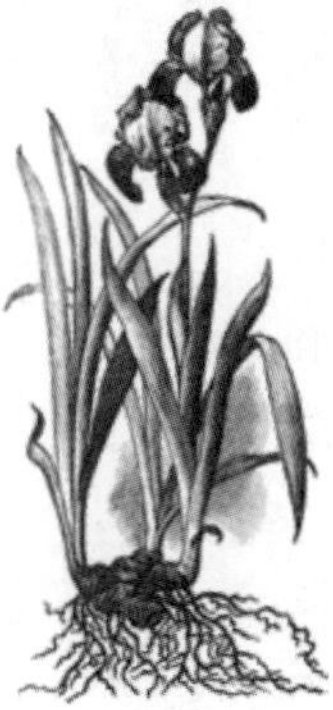

我們這些鄰居都叫他哈里森先生——就算我以前知道他叫什麼名字，現在也想不起來了。他是第一位教我園林藝術的老師，後來又成為第一位教我生死藝術的老師。他向來話不多，除非是在說他的花花草草，尤其是他養的鳶尾。我們都住在費城北郊，他家就在我家對面，只隔了一條街——那時候我和卡蘿第一次奢侈地有了自己的小家，再也不用看房東的臉色。哈里森先生很瘦小（其實是乾癟），他早就過了應該退休的年齡。他的臉上幾乎總是洋溢著神聖而安詳的微笑，彷彿已經看到了天堂的聖境，還見到了上帝。假如上帝真能讓人賞心悅目，或許他還真就見著了上帝。他和妻子幾乎就靠他們那塊四分之三英畝的地，完全做到了自給自足。儘管我和卡蘿都在商業化生產運作的農場長大，可能也正是這個原因，他們夫妻倆這種住在郊區小型農莊裡過活的方式，對我們來說還真新鮮。我們向哈里森先生討教後才真正感到羞赧。和他知道的相比，我們的園藝知識，或者說農業知識，那叫一個相形見絀，更別說有關我們身邊的野生動植物的知識了。

哈里森先生早些年幫有錢人管過園子、看過門，也在他們的莊園裡當過園丁。如今他只為自己種些蔬菜水果，給幾隻母雞餵些剩菜剩飯，而作為回報，母雞就為他下蛋還給他雞肉。他把雞糞和剪下的草屑製成堆肥撒到園子裡——這是現在的流行，可哈里森先生老早就這麼做了。他可不是有機園藝的積極分子，他這麼做，不過是因為父親和祖父都是這麼做的，而且這個做法不僅管用，還不需要掏腰包。他總是很驚訝，種瓜果蔬菜那些事不都是常識嗎？怎麼到他老的時候竟成了轟動的大事？而我卻對他的栽培訣竅十分著迷。我的知識告訴我，想要植物長得好，就得用化肥。可他沒用化肥卻依然能讓植物長得枝繁葉茂，而且他還會讓鳶尾雜交，培育出了好些新品種。他把鳶尾球莖拿來賣，做點小生意。他的夢想是要培育出能開純紅色花朵的鳶尾，他說現在世上還沒這種鳶尾，一旦成功那可就值一大筆錢。但他自己似乎對發大財興趣缺缺。我想他準是料到像我這樣的人，只有看見財富天使在招手，才會對他的培育夢想感興趣。沒錯，我就吃這一套。

「如果種出了純紅的鳶尾，你打算做什麼？」我問。

「再想辦法種出一個烏黑的。」他不假思索地回答。顯而易見他鍾情的是種鳶尾，不是錢。

不過一想到靠著芝麻點大的一塊地也許就能衣食無憂，我還是激動得不行。我想我有生之年也就只買得起一小塊地來務農。現在我們有兩英畝地，夠不夠呢？我看著哈里森先生對他的鳶尾下足了功夫。其實給植物人工授粉培育新品種並不難，具體操作也不難掌握，只是把花粉從雄蕊的花藥傳到雌蕊的柱頭時，必須十分小心，得確保不受其他花粉干擾。哈里森先生會把嬰兒帽似的小東西罩在花朵上，擋住其他的花粉（切爾西綠色出版社在二〇一二年出版了一本這方面的好書——雅尼絲·瑞伊的《地底的種子》〔*The Seed Underground*〕，書裡詳細講解了當今可以怎樣做雜交）。美國社會就是不習慣這類工作，我們只會買現成的種子和球莖來種。在我們的文化裡，有錢買東西就是成功的標誌。我們從沒想過自己就能培育想要的新品種。

「你知道嗎？中國人幾乎個個都會雜交植物，小孩也會哦。」哈里森先生說，「這是他們文化裡的一部分。幾百年來他們改良品種然後拿來買賣。他們都不需要種子公司。」

我不敢相信。「幾百年啊？」

「對啊。你覺得美國農業可以持續那麼久嗎？照我們現在的做法，美國農業頂多再撐個一百年。」

那時候我為費城《農場期刊》做文字編輯，滿腦子被灌輸的思想都是只要有化學和工業，美國農業就無所不能。但鳶尾這事卻挺有意思。

哈里森先生的生活是極簡派的風格。只要有他的四分之三英畝地，他就會忘掉外頭的一切，因為那裡幾乎就有他需要的整個世界。他很樂意待在家裡，他說年輕的時候就「看遍了想看的風景」。如果他站在鳶尾園裡，周圍又是松樹又是雞窩，還有房子圍著他，根本就看不到外面的世界是什麼模樣，或者說外面的世界集中濃縮到了他的小小王國裡，我現在就這麼個感覺。五月底的鳶尾園可與任何熱帶奇異植物展相媲美。只要週六早晨的寧靜沒被鄰居們的割草機摧毀，你甚至很容易以為只有自己一個人在那兒。照他那樣生活，基本上什麼都不用買，他什麼都不缺：要食物，他有自己的糧食蔬果；要喝水，他有自己的水井和雨桶；要娛樂，他本身喜歡農作，娛樂就是工作，工作就是娛樂；要美景，他有自己的一方景緻；要賺錢，他有賣鳶尾球莖的小生意。他若真想了解外頭的世界，電視和書籍足矣。

鄰居迪克和伊莎貝爾和我們一樣熱愛園藝，他們也發現了哈里森先生這塊

「寶」。伊莎貝爾問他能不能教她雜交鳶尾，哈里森先生欣然答應了，還願意一塊教教我們。我也想試種純紅的鳶尾，但很奇怪，我和卡蘿都覺得自己暫時沒空。卡蘿好歹已經開始種鳶尾了，而且此後年年都種。許多年過去，每當我看到自家的鳶尾在五月底如期怒放（此刻我們的鳶尾地與哈里森先生的小世界相距數百英里），我都會想起哈里森先生——不經意間，他用自己的行動找到了一種突破死亡侷限的方式，至少突破了一點點。

我們三家聯合起來，成了新型本地食品協會的典範——當然這個協會五十年後才有，所以說我們是典範嘛。迪克和伊莎貝爾夢想著有朝一日靠他們小小的藍莓農場就能維持生計，而他們現在已經有很大一片果園了，就在他們那塊兩英畝地的後邊用紗網[32]罩著。他們很快地就像哈里森先生一樣開始養雞了，我和卡蘿緊隨其後。後院養雞在這時候還沒有重新流行起來，一九四〇年以前曾經風行一時。事實上，有一陣我家的雞還讓一個鄰居有些驚愕，不過我送了對方一些雞蛋後，他就沒事了。另一個鄰居第一次向我們買了些雞蛋後，憂心忡忡地打電話來說我們的雞蛋肯定有問題，「蛋黃好橘。」她說。卡蘿只好向她保證蛋黃本來就應該是那種顏色，不必

32 此處指防蟲網。防蟲網覆蓋栽培除了能遮陽透光、通風防蟲外，還具有抵禦暴風雨沖刷和冰雹侵襲等功能，是一項增產實用的環保型農業技術。

擔心。

周圍的年輕人對我家的雞很著迷。兩個年輕人還花上大把的時間給母雞們錄音，而牠們也還對得起觀眾，「咯咯咯」地叫，有時也唱上幾句。他們饒有興致地看著雞群，我則饒有興致地看著他們。我聽了大半輩子的雞叫，這個聲音對我來說就是兒時心滿意足的感覺。可我怎麼都不會想到竟會勾起城裡人的好奇。他們覺得太驚奇了，把能生產食物和音樂的動物養在後院，這主意簡直就跟人類本身一樣悠遠古老。我自己倒是第一次被母雞創造的美妙音樂打動，以前這麼長時間我都沒怎麼好好聽過。

聽著牠們的錄音，我開始好奇音樂從哪兒來。我又想起了始與終、因與果的問題，我在學校讀書的時候就沒想明白過。宗教哲學家與物理科學家都選擇了他們最喜歡的大前提，而且他們好像都有把握能根據因果邏輯推導出真理。我卻覺得更複雜了。先有雞還是先有蛋？農民在這裡頭產生了什麼作用？沒等母雞下蛋，浣熊就想吃雞，結果被狗趕跑了，這個因果該怎麼看？雞吃的食物又怎麼算？雞舍為母雞遮風擋雨，大樹為雞舍提供木材……湯瑪斯．阿奎納的《神學大全》[33]專門系統地

33 Thomas Aquinas，義大利哲學家，被天主教會認為是歷史上最偉大的神學家。《神學大全》（*Summa Theologica*）是他撰寫的最知名著作，書中以亞里斯多德式的邏輯把神學的知識加以論證和系統化，總結和歸納了天主教信條背後的原理和目的。

闡釋了因果奧祕，但卡蘿給孩子們唸的老兒歌似乎解釋得更清楚：

農夫播種種玉米，
玉米收了餵公雞，
公雞清晨把鳴啼，
喚醒神父把臉剃，
剃了臉往婚禮去，
小夥子衣衫襤褸，
吻了姑娘把她娶，
姑娘孤苦又無依，
給皺角牛把奶擠，
牛角卻將小狗牴，
小狗騷擾小貓咪，
貓咪捉住了耗子，

耗子吃掉了麥子，

麥子堆進了屋子，

傑克蓋起大屋子。

人類的音樂在何時何地起源？先有人還是先有音樂？是我們ＤＮＡ裡的基因慢慢讓我們開始了歌唱，還是人類聽到自然界的聲音後，才欣喜地發現自己也能模仿自然之聲？

我問哈里森先生怎麼想。他望著別處，微笑著回答：「也許母雞是因為聽到人們唱歌才開始唱歌的。」

⌄ ⌄ ⌄

我們居住的這片郊區又讓我想起「永久」這個話題，確切地說應該是「事無永久」，因為我們身邊全是「無常」留下的痕跡。我們後院有條被雜草覆蓋的老犁溝，還穿過鄰居家的後院，這個發現讓我挺驚奇的。可是除非一直都住在沃泊爾溪邊，否則一般人都不知道這條又直又細還長草的長溝，是古早之前的人們犁地留下的。後來我認識了一位住在這裡的老人，他都九十多歲了。我問起這件事，他點點頭。「沒錯，你住的地方在我年輕的時候是一個農場。我記得我在那製過乾草。」

房產住宅區間有些荒地，我喜歡步行穿過那裡，去北威爾斯或者格溫內德谷站搭區間車。地裡有些荒廢的農莊、房子什麼的，周圍全是新樹，樹齡在三十年左右。一個老穀倉的旁邊甚至還有個能用的泉水屋[34]。看上去這地方的主人像是大約半個世紀前就離開了，然後再也沒回來。周圍又建了一座座房屋，而屋裡住的人卻已不知道泉水上面的小房子有什麼用，儘管附近其中一座十字路口村莊就叫「泉水屋」。

「無常」的影子無處不在。有一天我們在泉水屋村閒晃，發現我們剛吃過午飯的百年客棧對面有一座古老的建築。我們瞇著眼睛往門縫裡看。原來裡面是個鐵匠鋪，到處都是裝馬蹄鐵和打鐵用的工具，看樣子鋪子老闆只是在某一天關了門，就再也沒回來。這還真是個老古董博物館，為了有更深的體會，想像一下在舉步之遙的地方就正在興建現代化的購物中心。「無常」之所以變得格外神祕，是因為每當我向當地人問起這些昔日遺跡時，他們幾乎都一無所知。他們和我們一樣都是後來

34 過去沒有電冰箱，住在郊區的人便在泉水流出的地方搭建個小房屋，泉水能使屋內全年保持低溫，用於冷藏食物。

者。無論是鐵匠舖、廢穀倉、泉水屋，還是你怎麼也想不到至今依舊立在格溫內德谷月台的拴馬柱，對生活在新住宅區的人來說，都屬於遙遠的過去，就像沃泊爾溪邊上的土丘對我們來說一樣有意義。

每一年我都能看出歲月一點一點地吞噬哈里森先生的活力。終於有一天，他問我能不能幫他啟動割草機，他沒那麼大力氣拉啟動繩了。還有一天他把家裡的雞都宰了，之後他便一瘸一拐地過馬路到我家來買雞蛋。他從黑色的小錢袋裡慢慢摸出硬幣——我的祖父過去也隨身帶著那種錢袋。我們不想收他的錢，因為他給我的種種建議，園藝啦種樹啦，可比這值錢多了。但他堅持付錢，不然他就不安心，我只好接受了他的硬幣。

即便妻子去世，哈里森先生臉上的笑容一開始也沒因此而黯淡。可他愈來愈虛弱，我就常常閒晃到他家去看看，確保他一切安好。他有親戚照料，不過我照看他很方便，況且我也需要這樣一個藉口去拜訪他，向他請教園藝方面的問題。下午他會坐在那片鳶尾地旁的樹蔭下，在他的「花園椅」裡熟睡。我覺得那真是一幅絕妙的畫面，一個老人完全沉浸在自己平靜的世界裡。於是我會悄悄地溜走，生怕打攪他。如果他醒著，或者在我走近的時候醒了，我們就會談談天。

「你怎麼看待死亡？」有一次他冷不防地問。

我嚇了一跳。「死亡」這事在那時候離我還有點遠，我根本沒考慮過這個問題。我滿腦子想的都是怎麼賺錢養家糊口，畢竟我幹記者這一行沒接受過任何專業訓練，要拿穩飯碗可得花點心思。「什麼意思？」我問。

「如果我就坐在這裡，在我的花園裡睡著死去，不是很好嗎？」

很多年以後我才有了類似的想法，所以當時的我面對這樣的疑問，只是被驚得不知所措，無言以對。死亡這個話題不適合寒暄，就好像告訴別人自己在銀行裡存了多少錢。

「你知道嗎？他們想把我送到老人院去。」他直勾勾地看著我。

我又一次不知道該說些什麼。

「你不能阻止他們嗎？」他的聲音有點急迫。

我腦袋裡亂糟糟的。我怎麼可能插手呢？以那個年代的標準，這事我壓根就管不著。但是他的話很沉重，意義深遠。我們這裡不都萬事俱備了嗎？鄰居們都在本地工作，住得又都很近，我們完全可以召集大夥人，想辦法照看哈里森先生，就像阿米什人照料老人的方法一樣。一個真正意義上的社區根本不需要養老院。

我看著地面咕噥說：「我不知道自己憑什麼這麼做。」

他微微點了點頭。他當然明白這是不可能的。但他害怕離開自己的小天堂，這是帶給他慰藉、讓他感到快樂與安全的源泉。這種擔心被帶走的恐懼，讓他願意考慮任何不可能的事。「如果他們非得讓我去，我無論如何都要餓死自己。」他說，「在這兒餓死都比在別處舒服。」

這時我開始坐立不安了，甚至有點害怕。我從來都沒設身處地想過自己年老無助的時候會是什麼樣。

「你相信有天堂嗎？」他問。見我還是沒答話，他又說：「也許這裡就是天堂。」

「也許上帝就是一株純紅的鳶尾。」我想都沒想脫口而出。

他又露出了他招牌式的大微笑。就在他轉過頭去的一瞬間，我想我看到他在點頭表示贊同，那個動作細微得幾乎讓人覺察不到。

有一天哈里森先生不見了，毫無預警。我們得知他被送進了養老院。為了找個理由減輕我們的罪惡感，我們一致同意「這是最好的安排」。不久，我們聽說他死了。而我沒有打聽細節。

很快，鳶尾花園和松樹林也不見了，取而代之的是一座新房子，怎麼看都像是一種褻瀆。這時一個推銷員到我家來販售墓地。我莫名地感到驚恐，甚至感覺受到了侮辱。我用近乎粗魯的方式把他打發了。竟然有人膽敢妄想我會死？世上的一切無時無刻不在飛速發生變化，而我卻後知後覺。我依舊認為死亡是件非常非常遙遠的事。我只是決心要找到這樣一個地方生活：在這裡，新房不能比老人、鳶尾花和松樹林更重要。我以為世上真有這樣的一處地方。我仍然被「永久」的概念給蒙蔽了雙眼。

12
大自然的韌性

Resilience in Nature

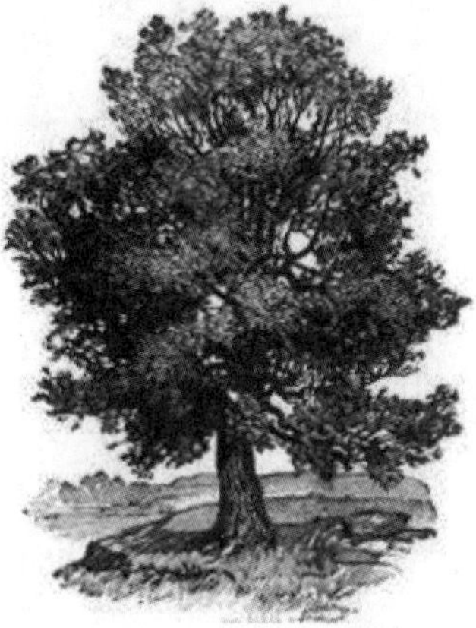

就在一八八〇年代，從我家附近流過的桑達斯基河居然在七月結冰了，於是每個教堂的講壇紛紛傳來世界末日的說法。當時很少有人知道，一八八三年的時候印尼的大火山喀拉喀托爆發，噴出了大量的火山灰飄蕩在空中，遮天蔽日達數年之久。不過就算告訴他們，很多人應該也不會相信，還是鼓吹世界末日要有趣得多。一聽到這個消息，人們就只會往教堂的募捐籃裡塞錢，勸上帝改變心意，而祂當然改變心意了，皆大歡喜，尤其是牧師，因為壞天氣再次順利過境，再一次向本來就很虔誠的信徒證明仁慈的主確確實實存在。再說，教堂也確確實實缺錢裝個新爐子。

想像一下，假如那樣恐怖的事發生在今天會怎樣——「全球寒化」會成為熱議話題，我們得趕緊燒更多的煤、石油和天然氣，這樣全球暖化的日子才會回來。

二〇一二年夏天，美國大部分地區都遭受了大旱。據說不僅堪列中西部地區有史以來最嚴重的一場旱災，也是全球暖化的標誌。到了八月，我也中了那個經典魔咒——人們動不動就唱世界末日的調調——感覺世界末日好像真的開始了。一八八八年夏季冰凍的事，我完全沒有汲取任何教訓。一九八八年連著幾個月不下雨的事，我也還是沒長進。那一年從四月十一日到七月十七日，我們的農場沒下半滴雨。當時我也相信末日不遠，大夥兒都快完蛋了。一九三〇年代，惡劣的氣候幾乎成了家常便飯，我的父母也不禁相信末日就要來了。那時候我們還不知道有全球暖化這回事，想找個代罪羔羊都不知道能怪誰。

要是讓今天這些偏執的美國人趕上河流在七月就全凍住，他們準會開始自殺，那個自殺率比起我們現在看到的一定有過之而無不及。熱忱的基督徒會把每個教堂的金庫都塞滿錢，反正這玩意兒也快沒用了；熱忱的科學家肯定會提議建造火箭，這可是現代版的諾亞方舟，造出來了就能把他們送到某個星球上，那裡一定總是陽光普照，但需要下雨的時候就會下雨，還不會胡亂下暴雨（有意思的是，肯塔基州在二〇一二年竟然真的建起了諾亞方舟。他們說是為了吸引遊客，但或許福音派信徒知道我們不了解的內情。我真想知道坐上那艘船逃過下一次大洪水的船票一張多少錢）。

我們為每況愈下的環境發愁固然情有可原，可一味的擔心卻蒙蔽了我們的雙眼，讓我們看不到大自然驚人的自我修復能力，其實只要稍加留意，身邊就隨處可見。譬如說，原子彈炸毀了廣島，卻沒能炸毀那裡的銀杏，我得知以後相當欣慰。一九八〇年華盛頓州的聖海倫火山爆發後，那一帶的植物復甦速度幾乎和火山熔岩冷卻的速度一樣快。我在珍．古德與蓋兒．哈德遜合著的《希望的種子》（*Seeds of Hope*）中也讀到，世界貿易中心上的一棵豆梨樹在經歷九一一恐怖攻擊後照樣活著。車諾比核災發生後，當地的自然環境遭到了毀滅性的破壞，但復原速度卻比科學家預料的快得多。最近《紐約時報》雜誌也刊登了一個關於自然修復的好實例。這篇由納撒尼爾．里奇（Nathaniel Rich）所撰寫的文章〈直到永遠〉裡說，日本有一種水母雖然是低等動物，卻幾乎永遠不會死。只要在牠的自然生長環境或是牠需要的環境條件下，哪怕是在培養皿裡，這種水母都會不斷自我更新，循環往復，永不停歇，或者說至少等到下一次桑達斯基河冰凍的七月牠才會停。即使受到攻擊都快死了，牠也會重組自己的生理結構，完成更新，獲得再生。久保田信（Shin Kubota）是一位專門研究這種水母的科學家，我很喜歡文章裡他的那句話：「聰明的人類完全有能力實現生物學意義上的不死。問題是我們不配。」

那些不是我親身經歷或者直接接觸的例子，我就不太想舉了，因為太多作家見過或者專門描寫過遠方大自然的頑強修復力。對我來說，光是看我們這裡的停車場路面都夠震撼了，鋪過瀝青的地，野草卻照樣鑽出來。我們稱之為自然的過程其實多麼令人敬畏。

日益增長的人口與不斷發展的商業化農業都在極力破壞我身邊的自然環境，可是野生動物回到我周圍的速度卻比預料中快得多。一九五〇年，白尾鹿在我們縣裡已經消失得無影無蹤，可現在多得就跟害蟲似的。昨天的俄亥俄州鄉村看上去還好像一個巨大的棒球場內野，只不過這「內野」上還種著玉米和大豆，如今你再看，水獺、野生火雞、海狸、黑熊、山貓、郊狼和老鷹全回來繁衍生息了。幾年前，一株黑胡桃樹苗從我家的蘆筍田裡冒了出來，我貼著地面把它給砍了，心想這樣就能擺脫它了（胡桃樹根分泌的化合物胡桃醌會殺死蘆筍）。如你所料，它又長回來了。我再砍，它又再長。我就好奇了，開始數它到底要長回來多少次。幾年下來，這頑固的小苗被我「斬首」了十四次，每次都會再長回來。我又惱火又好奇，乾脆用枯葉把它蓋住，點了把小火，想燒它個片甲不留。可它還是回來了。陰魂不散。我只好挖出它的根，幹掉這看上去弱不禁風的小樹苗。

在追求不死這件事上，樹木比人類領先。恐龍還在地球上悠閒漫步的時候，懸鈴木（我透過辦公室窗戶就能看到一棵）就已經在迅速繁殖了。在我的家鄉上桑達斯基村有一棵在桑達斯基河畔的懸鈴木。整個十九世紀末，人們都最愛來到這裡聚會，就連七月結冰的那一年也不例外。當地人都相信這是密西西比河以東最大的懸鈴木，不過這事我早聽說了。一本介紹當地歷史的書上有張照片，照片裡，這棵懸鈴木在一九〇〇年的時候有七根樹幹，每一根都相當粗壯，很是傲人。它們圍繞最早的那根主幹生長，而主幹明顯已經爛掉了。估算起來，這棵樹已經兩百多歲了。民間傳說這塊地的主人喜歡猜忌（或者嫉妒），看不慣年輕人在樹蔭下嬉戲野餐、飲酒交友，於是企圖放火燒掉這棵樹。但精通不死奧祕的懸鈴木才不會輕易屈服。直到一九〇三年的一場狂風暴雨，才終於倒了下來。不過請放心，在我沿著桑達斯基河畔玩耍的那些年，河邊依然有很多懸鈴木綠蔭濃濃，而且我有種預感：恐龍重回地球的時候，它們也還在那。

美國東部現在的森林覆蓋面積比一百年前大，這讓很多人感到驚訝。我倒沒覺得有多難以置信，因為我在林地裡住了這麼長時間，親眼目睹過植物從不放棄生長的強大生命力。樹木從四面八方向我逼近，隨著我漸漸年老體衰，我體會到要是沒有一場森林大火或者七百加侖的除草劑，想要控制它們的生長著實困難。我們以為樹木的生長慢慢吞吞，可只要我背過身去，對田地不聞不問，也不打理林地，一年不到的時間，那些小苗子就跟裝了彈簧似的要蹦到太陽跟前去。野草和灌木就長得更快了，沒等樹苗回過神，它們就搶先長了起來。一個夏天的工夫，一叢自生自滅的野薔薇就把範圍擴張成四倍大，夠讓我驚訝的。灌木叢下的小樹苗也開始動起來了，窸窸窣窣地後來居上，五年之內，它們的個頭都會高過野草，贏得陽光，衝向雲霄。

過去我常被新聞弄得擔心受怕，接二連三地報導樹木得病的消息，今天說這種樹病得要絕種了，明天又說那種樹木遭蟲害也要絕種了。舞毒蛾就在危害東部的森林（人們把那片山林夷為平地後，樹木又恢復了生長）。但不管是樹病還是蟲害，森林都應對得不錯，活了下來。接著荷蘭榆樹病[35]又讓美洲榆全軍覆沒，或者說我們以為事情如此。現在榆樹又長回來了——我家小樹林裡就有二十棵榆樹，透過窗戶就能見著。今天光蠟瘦吉丁蟲又快把白蠟樹殺光了，或者說我們是這麼聽說

35 一九一九年首次由荷蘭報導的致死性榆樹真菌病，曾廣泛摧毀全歐洲及北美洲的榆樹。其致病原是一種黴菌，透過生活在榆樹樹幹的榆葉甲作媒介傳播。一九三〇年始見於美國，並迅速蔓延至極易感染的美洲榆的生長區域。

的——透過同一扇窗戶我也能看到死去的白蠟。但是我同時看到的還有好幾百株小白蠟苗，一點不誇張，真有這麼多。它們很可能會在光蠟瘦吉丁蟲死光光後繼續生長，就像當年的榆樹苗一樣，歐洲榆葉甲攜帶的病原真菌都被消滅了，它們卻還堅強地活著。美國農業部林務局剛剛發布報告，表示之前預測西部的松樹林會被另一種小蠹蟲滅絕，現在看來那樣預測為時略早。死樹和病樹的數量目前已大幅下降，原因非常合乎邏輯——小蠹蟲能吃的樹愈來愈少，所以小蠹蟲自己的數量也在減少。林務局說，對松樹林的恢復來說這真是個好消息，但他們又補充道，這種事都具有週期性，新的病蟲害勢必還會來。

這是人類的說法，森林不會這麼說。人類看到的永遠是會循環的週期，因為我們想問題的時候總會考慮「始」與「終」、「因」與「果」，我們會考慮時間的流逝。森林不同，它的每次行動只落在永遠的當下。死亡不是終點，也不是盡頭，而是另一種開始。樹木們不是在早已注定的週期裡循環生滅，而是穿行在一個又一個偶發的零星片段裡，永無止境。我絞盡腦汁想找合適的詞語描繪真實的永恆，可我找不到。樹木不用語言。正如艾瑞克．通斯邁爾（Eric Toensmeier）在《天堂般的沃土》

(*Paradise Lot*)中所寫的那樣:「(演替)沒有開始、中期和結束的區分,也沒有一個可以被稱作『高潮』的點。在一片廣袤的土地上,它的情狀千姿百態,結果也難以準確預料。但是可以肯定,它的發生只因某一『塊』特定的土地受到了干擾。」

此時此刻,許多人又在為櫟樹(特別是白櫟)搓手乾著急,因為它們正遭受病蟲害的侵襲。要是幾年前,我也會在那兒焦慮得把手搓來搓去,現在我不搓手了,我磋商,我每天和家門外的那一叢櫟樹磋商——兩棵大果櫟、五棵白櫟、三棵黑櫟,還有一棵針櫟和一棵紅櫟。它們向我保證一定比我長壽得多——現在就已經全都一百多快兩百歲了。以物種來論,櫟樹繼續生存下去的話一定會受到若干威脅,但樹木的字典裡也不會有「威脅」這個詞。只要樹木的生長還受氣候影響,我們就還會有各類樹木作伴,假如我能再活個一兩百年,我敢打包票,這些櫟樹一定全都還在這兒。

楓樹也擠進了小樹林,威脅到了櫟樹的生長。楓樹濃密的枝葉肩摩著肩,把櫟樹需要的陽光全給遮住了。林務員告訴我,歐洲人到來前,解決這個「問題」的一種自然辦法便是用火燒。看來人類有時會故意放點火。你要是看見哪兒立著一片白櫟或大果櫟，那鐵定是大火為它們燒出來的活路。人類還真夠聰明的，懂得利用櫟樹的韌性。白櫟（尤其是大果櫟）經得住一些火燒。火焰在森林蔓延的時候，這些櫟樹會因耐火而活下來，落下橡子生根發芽。這樣，比起那些耐蔭性強一些的樹種，櫟樹便贏得了生長的先機，而只要有陽光，櫟樹就是老大哥。

但我比較相信櫟樹之所以能活下來並且能繼續活下去，是因為生長地盤是馬賽克鑲嵌型結構，一小格一小格的，就像通斯邁爾說的，每一個小格都得自力救濟。有些樹總能戰勝各種病蟲害，因為它們比那些「威脅」活得還要長久。櫟樹就深諳生存之道。吃橡子的動物愈來愈多，我一度擔憂增殖的野生動物會不會吃得太多，櫟樹都沒種子長新樹了。我還特地留意了就在我家房屋旁的那棵白櫟。最近兩年的冬天，雪還不厚的時候，有一群鹿（大約七頭）每天晚上都會來這裡，用鼻子把埋在雪下的橡子找出來吃掉。好些松鼠和花栗鼠也帶著自己的全家老小來這裡享用橡子大餐。冠藍鴉和野生火雞也多起來了，牠們也不會錯過自己的那一份大餐。不過野生火雞很害羞（我猜的），不敢太靠近屋子。不管怎樣，我百分之兩百確定，前年落下的橡子都被吃掉了，去年的春天不會有橡子發新芽。你猜怎麼著？四月的時候我竟發現了五十株櫟樹苗，而且還不只這個數量，我只是沒耐心數下去了。我們人類還真搞不懂大自然的效率，因為在我們看來，它那一套太沒效率了。一棵成熟的櫟樹在豐收的好年份會落下成千上萬粒橡子。每一個世紀只要有一粒橡子發芽、生長，這個物種就能得到延續。它會積蓄能量等待豐年，時機成熟，又會有成百上千的新樹苗萌芽生長。

白櫟樹橡子的堅韌特別使人震驚。十月投向大地的懷抱，兩個星期不到的工夫，躺在土表的它就能向地下紮根五英寸。我仔細觀察過被寄生蟲吃掉了一半的橡子，紮根的速度並沒因為殘缺而有絲毫減慢。春天，主根生出許多小根，小樹苗也破土而出，迎著太陽生長。

大自然的韌性在大旱過後尤其引人注目，例如二〇一二年我們撞上的那次。早熟禾與白花苜蓿是我們牧場最主要的牧草，可是在六月就枯萎了，等到了八月底，一些區域光禿禿的，只剩下土。好在一下雨，早熟禾又瘋長起來，一眨眼就蓋住了裸露的土地，還把同樣想趁機長一長的羊茅擠到了旁邊。十一月，我的牧草肥厚豐美，羊群一時半刻是吃不完了，吃到來年一月都行，那時積雪還不深。事實上，羊群在隔年三月的時候還啃著上一年的早熟禾，而四月新草又長出來了。也就是說，雖然我在六、七、八月沒能放牧，但是我的羊群從九月起就又可以吃到牧草，而且一連吃到十二月都沒問題。牠們甚至在冬天的一段時間裡都還有草吃，那年冬天只下過一次大雪，除了那次，其他時間積雪都不深。每次有某位牧草專家聲明早熟禾不是一種「理想」的草料，理由是早熟禾會在乾燥的夏末休眠而停止生長，我聽到這個聲明都會幾乎用尖叫表示抗議和不滿。

我的牧場還告訴我，其實人類不用像現在這樣每年都耕地，還有更好的辦法可以用來追求「永生」。如果生命真的可以永恆，我們需要更用心地聆聽大自然的聲音。它會保證向我們源源不斷地供應食物，旱年也不例外。我們不用建造方舟或建造火箭，只需在土地種上多年生植物。也許將來的某位詞源學家會發現，原來古老的《聖經》一直都沒翻譯對，諾亞建造的也許並不是一艘方舟，而是一片常年牧草豐美的高地。

13

歐防風的長生祕訣

The Parsnip Way to Everlasting Life

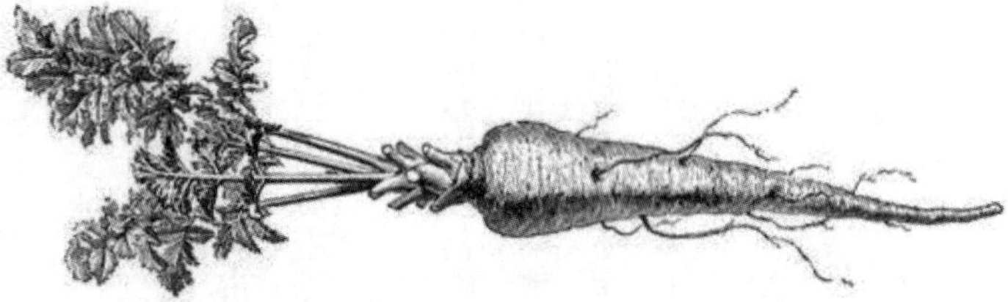

歐防風[36]真是種讓人費解的蔬菜。它至少從古羅馬時期就出現了，現在又幾乎總是陳列在食品市場的貨架上，大批「隱形人」發誓對它的愛至死不渝。他們肯定都是隱形人，因為除了我們家，我從沒見到有誰真的買它，或是真在飯桌上吃它。我們也只是在出產的那個季節吃。這群歐防風的忠實粉絲一定有個古老的祕密團體，他們只在內部分享對它的嗜好和烹飪的祕方，免得整個世界發現它有多美味，也就免除大夥為了這美味在雜貨店裡搶購他們的摯愛。

我總覺得自己和歐防風之間存在著某種強烈得有點詭異的聯繫，因為就在我種下它們的那一年，母親去世了。接下來的整個冬天，只要我看到我的歐防風田堆積成丘的葉子，我就會想起母親的墳墓。起初這會刺痛我的心，但是到了冬末，一挖出歪七扭八的防風根，我的心就好受了些，彷彿它們一出土，母親也就以奇異的方式繼續活著。為此我寫了一首詩：

---

36 歐防風又名美洲防風、歐洲防風等等，民間俗稱「芹菜蘿蔔」，其根味甜而獨特。它不同於中國中藥用的防風。歐防風的耐寒力很強，冬季在田間能安全越冬，就算是在零度以下的環境裡，地上部分被凍死，翌年早春其根部又能萌芽生長。

〈根〉

她告訴我：「你得在七月早早把它們種下。」
做兒子的卻不懂舊時代的種種快樂。
「二月霜凍一來會帶走所有的苦味[37]。
做得好，便是新年第一道美味。」

於是我種下防風，盤算著二月一來就為她送去，
誰能做出那樣的美味？
我們一同品味防風，品味別人眼中的那些無所謂，
反正那些老東西只會讓我們這類人津津有味。

可她的二月沒來，只來了十一月，
帶來寒冷的天氣與別樣的殘酷。

37 夏末歐防風根的主要成分是澱粉，經受一段時間的低溫，許多澱粉轉化為糖。

防風頂上的綠葉墜落並逝去，
原來殘酷與嚴寒沒關係，是它們該離去。

那些葉子堆疊在我的園地裡長眠，
葉下舒適躺著不覺寒冷的防風根。
駐足於此，久久凝視低低的小葉墩，
今天它怎麼看起來就像母親的墳。

這是她與我的靈魂最後一絲纖弱的聯繫，
連著逝去的往昔與新生的來日。
連著一個揮手告別的老嫗，
和一個要站穩腳跟的小子。

可來年二月誰會烹製這道美味，

誰會以豐富的老方法細細品味？
到時的霜凍
還能否帶走所有的苦味？

悲傷使我更努力去了解歐防風，好像這樣我就能讓母親以特異的方式活著。以我有限的經驗來說，歐防風種子發芽速度慢，等它長出來的時候，野草都領先好半天了。不過一旦歐防風高過了野草，接著就所向披靡。我們把歐防風根當胡蘿蔔來烹飪，發現抹上奶油的味道還不錯。當然了，只要抹上奶油，什麼都會變好吃，連硬紙板都能變美味。我能讀到的蔬菜「文獻」極少提及歐防風，就算提到，又有點自相矛盾。比如說彼得·亨德森（Peter Henderson）在一八六七年首刷出版的《園藝好賺錢》（*Gardening for Profit*）裡，就建議經營商業菜園的人不要種歐防風，因為不太賺錢。後來他的態度又一百八十度大轉彎，提到有一年市場上歐防風短缺，他就和員工們在冰天雪地裡「用撬棍、鶴嘴鋤和楔子」挖歐防風。結果挖了半英畝多一點的歐防風就賣了八百美元——那可是一八六〇年的八百美元。

一九九〇年代，我終於在印第安那州找到了真正的歐防風粉絲，於是我拜訪了他。他叫約翰．麥克馬漢（John McMahan），一九九五年出版了自己寫的一本小書《農夫約翰在戶外》（*Farmer John Outdoors*）。這本書充滿鄉土風情，讀來清新愉快。他在書裡對歐防風大唱讚歌。「我不能沒有它，」他寫道，「它是懶人種菜的最佳選擇。」他說有的歐防風根有十八英寸那麼長，粗得跟男人的前臂似的。他認為雖然歐防風在一九四〇到一九六〇年代一度沒落失寵，但正在東山再起。

我覺得他說中了，因為時隔多年，確切地說是在二〇一二年，我在部落格上對歐防風的味道大批特批而惹惱了讀者，招來了各種反駁。儘管有讀者承認餓得發昏的人才喜歡吃歐防風，但還是有很多讀者清楚明白地告訴我，我只是不懂如何才能把歐防風「做好」，這和母親說的一樣。他們給了我多種多樣的建議，可以把歐防風做得超級好吃：切片，塗上少許橄欖油烘烤；直接烤，再抹奶油吃；和番茄或蕪菁一塊搗成泥；煎炒成焦糖狀；燉肉或者煮湯。有位讀者還特別提醒我，使用歐防風得適量，否則很容易搶掉其他蔬菜的味道。讀者們一致認為烘烤能勾出歐防風根特有的甜味，這種甜味必須是在地底下捱過寒冬的歐防風根才會具備（如果是在秋天挖出來的根，放到冰箱冷凍一段時間也能變甜）。正是這種甜味使它如此可口，才會粉絲們神魂顛倒。其實古時候的酒就是用歐防風釀成的。當然囉，要是你嗜酒如命，可能除了花崗岩，什麼都能拿來釀酒喝。

種歐防風和種它們的親戚胡蘿蔔很像。種之前將種子冷凍，或者用水浸泡二十四小時就能快點發芽。種子愈新鮮，這個辦法就愈管用。但它們似乎想證明自己是多麼愛唱反調，總是很輕易就自個兒把種子播到了地裡。於是那些喜歡讓莊稼自個兒照顧自個兒的人，就有了獨特又有趣的習慣——他們會留塊地常年種歐防風，由著其中一些每年在那裡自播自種。我聽說它們會長到五英尺那麼高，開的花還滿好看。

歐防風的莖葉裡含有呋喃香豆素，這種帶毒性的有機化合物能使歐防風免受昆蟲的侵害，但若是人類中了它的毒，說話的時候舌頭就會痛得像被扭轉一樣。不過經我調查，歐防風的根不含呋喃香豆素，所以如果你種了歐防風，它其實已經自帶殺蟲祕器。

如果歐防風能說會寫，就可以告訴我們長生的祕方。這個祕方就算在別處不管用，在園子裡還是久禁考驗的。要是採訪歐防風先生，他鐵定會給我們一大堆的建議，全是他數百年長生提煉的要訣。

「首先，得培養一種自力更生的倔脾氣，這樣會贏得眾人欽佩——也許政客和教會裡的當權者除外，因為他們只想要『臣民們』在他們面前低頭哈腰、唯命是從。要學會在寒冬凍土中生存，或者對你們人類來說，要學會安逸地度過經濟衰退。我們歐防風不但知道怎麼在冰凍的泥土中抗寒，更知道怎樣讓自己經過苦寒後變得更香甜。此外，必要的時候得確保種子會自落自生，這樣才能起碼保證生命能永遠得到延續。

「其次，要像我們歐防風一樣形成鮮明的個性。我們的味道只受少數人賞識，不是大眾口味。你得吸引獨具慧眼的少數人，而不是取悅那些向來只對金錢交易感興趣的大多數。你這棵植物要是太招人喜歡，操弄基因的那些人就會用生物工程把你弄得面目全非，人們就再也想不起你是誰。

「第三，在公眾面前別打扮得太漂亮。如今人人都喜歡穿戴得精緻華麗，如果你也學樣跟風，反而會被忽視。更慘的是人們會叫你負責募捐。可如果你看上去骨瘦如柴、飽經風霜、皺皺巴巴，和我們歐防風一個樣，某大廚就會對你感興趣，讓你一舉成名。」

14
殺豬日
The Day the Pigs Must Die

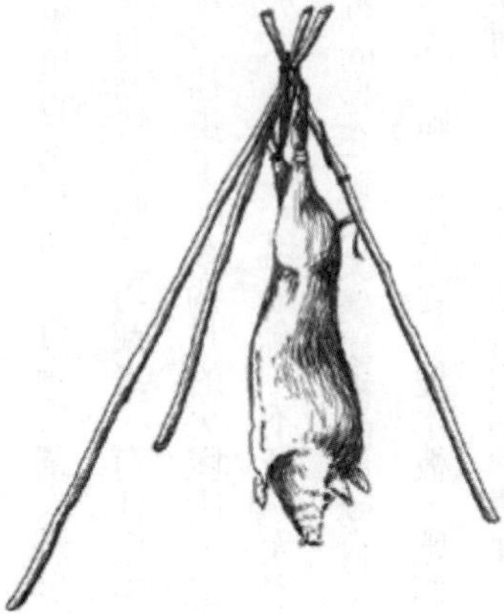

我們對自家農場的牲畜呵護備至、疼愛有加，有時為了保全牠們的小命，還不惜拿自己的老命來冒險。然後我們會殺了牠們，把牠們吃掉。我在農耕文化中長大，對這一切司空見慣，也沒覺得這麼做有什麼矛盾。吃肉在生活裡必不可少。上帝創造的萬物裡，有什麼能比在殺豬那天吃上嫩里脊肉和新鮮香腸更讓人滿足呢？或者有什麼事能好過一年三百六十五天，天天有豬排吃呢？再或者，有什麼能比火腿強呢？那是用鹽醃過，再用糖醃，還在煙燻房裡掛了好幾個月的火腿哦。這些都是生活的樂趣，至少孩子們覺得宰殺牲畜的那天更像是一場聚會，不僅一大家子能聚在一塊，街坊鄰里也會來幫忙。我印象最深刻的是在祖父家農場裡的屠宰日，我似乎還能看見祖母和她的姊妹們坐在廚房裡，每人大腿上都放著一塊木板，她們就在那上面「清腸」，也就是把豬腸裡的下水雜碎刮出來。一番細緻的剝刮清理，再把豬腸從內向外翻過來，用來做香腸的腸衣就準備好了。這可不是什麼輕鬆有趣的差事。我記得那些女人總把束髮帶紮得緊緊的，因為屠宰日勞作的高壓會讓她們頭疼得厲害，就連她們彼此說話的時候都經常是在哭。我以為是那些臭烘烘的活兒太可怕——有時從豬腸刮出來的糞便裡還有蛔蟲——但是幾年後我問起母親，她卻微微轉過身去，簡短地說：「誰有她們那樣的老公，誰都會想哭。」

卡蘿卻說其實她很喜歡清腸子，至少是兒時大人們讓她幫忙的那一小部分。她可以很詳細地描述怎麼在案板上把小腸裡的髒東西擠出來，又怎麼巧妙地把清理乾淨了的腸子翻個裡朝外：先把腸子一頭向外翻折起來一點點，拿住它，然後往翻折形成的褶皺裡灌水，腸子就會像伸縮望遠鏡一樣由內朝外展開。我真想知道這是誰想出來的妙招，更想知道起初人們為什麼要把香腸紮成一節一節的。

終於輪到我來繼承殺豬的老傳統了，我得總指揮。於是這個寒冷的初冬早晨，我堅定地朝豬圈走去，努力讓自己顯得很開心——至少我們早就不用幹清腸子的活了，我們現在的香腸可不是一串串的，我們把它們做成了肉餅冷凍保存。兒子、女婿和好些家庭成員都和我一道裝出一副英勇威武的樣子，我們都不喜歡這件事，所以大夥都在虛張聲勢，掩飾心裡的厭惡。以前長輩們在殺豬這天都要喝度數很高的烈酒，這樣才好幹活。這次我們誰都沒喝酒，大多數「婦道人家」也都待在屋裡，免得看到殺豬的情景。她們有些也不讓孩子出來看，儘管她們常常討論說「不妨讓他們現在就見識下真正的世界，反正他們早晚都得知道的」、「想吃肉就得知道肉是怎麼端上桌的」。孩子們自己呢，作為基本上在電腦螢幕前長大的第一代人，依照個性不同，對殺豬的反應也不同。我們那代人還小的時候，看到最血腥的屠宰場面都不會閃躲一下，「新生代」卻大多對這件血淋淋的事十分反感。一直喜歡撓豬耳朵後面的瑪蒂爾達和佩圖妮雅，又氣又困惑地看著我。我只能低垂著眼睛，無奈地說：「想吃肉，就得有人來當惡人幹壞事。」

殺豬這天最糟糕的事就是「殺」。豬一死，切肉起碼看起來不是跟奪去生命直接相關——更像是在高中的生物課上解剖青蛙。我和兒子負責上陣殺豬。他手持點二二口徑的左輪手槍，為了確保瞄準精確，他把槍緊貼在豬腦袋上，豬對他沒起半點疑心。子彈正中前額顱骨中央，比兩眼連線低一英寸。我知道他非常討厭做這件事，但屠宰的其他部分更使人生厭。兩人合作比一人單打獨鬥更好些。子彈把豬打暈了，牠像岩石一樣重重跌倒在地。我把豬翻過身來讓牠側躺著，這樣我就可以把刀插入牠的喉嚨，刺進頸部靜脈。要是我刺對了地方，血當即就會噴湧而出。可有時候我得上下左右扭一下刀尖，血才會湧出來。這不僅令人作嘔，還很危險，因為刀一刺進去，豬就開始四處猛踢，有時會踢中屠夫，挫傷他的手，有時甚至會因為踢中屠夫的手臂，而順帶把已經插進豬喉嚨的刀給拔出來，刺中屠夫。這真的發生過。看見那頭豬飽受死亡劇痛的煎熬，掙扎翻滾、慘烈嚎叫，我明白了為什麼殺豬這天常要威士忌相伴，也明白了為什麼我一個最好的朋友選擇吃素。他沒有什麼崇高理想，只是覺得沒有肉的飲食讓整個農莊的家庭生活簡單得多。

放豬血要花一兩分鐘時間。從前人們會用一個盆子來盛豬血，讓它凝成「血布丁」，但我們現在也不按傳統那麼做了。豬一停止掙扎，我緊繃的神經也鬆弛了下來。但接下來的工作也不怎麼輕鬆，不過對付沒了生命的豬終歸沒那麼讓人緊張。我先切開豬後腿上的皮，露出兩腿的肌腱，再把肉鉤從肌腱下穿過去鉤住，肉鉤的另一端則卡在一個木製三腳架形成的V型口上，三腳架的每支腳大約十英尺長。好幾個壯漢一齊用力才把三腳架慢慢立起來——這上邊可吊著大約兩百磅重的豬呢！這活兒可得使用點巧勁，熟練才能做得好。一兩個人負責推開一支架腳，其他人負責確保另外兩支架腳牢牢咬住地面不滑動，直到把豬架起來。三腳架一立好，豬就頭朝下地掛在三個支腳的中央，剝皮、取內臟就方便了。

習慣上，豬在掛上三腳架前要在熱水裡燙皮，再用金屬刮刀去毛。這得要好幾個壯漢把豬抬起或拖到一個高台上，然後把豬往一桶熱水裡投進去、拽出來。裝熱水的桶傾斜著繫在高台邊上，這樣在燙豬皮的時候就不必費全力把豬拎起來。要知道一頭豬可能重達三百磅，甚至更重。來回浸過幾次熱水的豬還得接受四個男人的圍攻，他們每一個人都會對著豬皮用刮刀使勁兒刮呀刮，直到把豬毛給刮乾淨。這也是門技術。燙豬皮的熱水必須夠燙，但又不能太燙，而且每次把豬從桶裡拉出來再投進熱水前，還得讓牠吹吹風。我問過一個老農夫，他怎麼就知道熱水的溫度剛剛好。他毫不猶豫地回答說他會把手指往水裡伸進、抽出，如果能迅速地把這組動作連做三次，卻做不了第四次，水溫就合適了。

給豬刮毛是因為這樣能把豬皮下的每一點脂肪都省下來煉豬油。年輕時我燙過許多次豬皮，領教過幹這差事的苦，於是決定我們再也不燙豬皮、刮豬毛了，我們想要豬油，給豬剝皮就夠了。我們和祖輩一樣，覺得烹飪必須用豬油，但現在我們有豐裕的物質生活，剝豬皮浪費的那一點應該不是很要緊。所以把豬在三腳架上掛好以後，我們就用刀連皮帶毛一起剝，從後腿開始一直剝到喉嚨，整張豬皮就像一件衣服一樣給剝了下來。我們幹這差事一點也不專業，但好歹也完成了。

接著要給豬開膛破肚，從豬肚中央到胸口劃開一個口子，取出腸子、胃、肺等豬雜內臟。操作妥當的話，差不多所有豬雜都能一股腦掏出來，就像一大塊果凍。劃口子前，我先圍著豬尾巴割上一圈，再向下把豬肚割開幾英寸，這樣我才能雙手進去把結腸打結紮牢，免得取內臟的時候把腸子裡的豬糞擠出來。豬的兩條後腿正中有根細骨，也得切斷。這根骨頭相當軟，我只拿刀刃抵住它，再用鎚子輕敲刀背，它就斷了。我覺得文字不能精確描述這個過程（或者其他殺豬的細節），但很奇怪，我就是覺得有必要試著講講這一切。我們都說殺豬這天吃肉一定特香，因為豬是我們殺的。但對於吃肉，人們還是看法不一。有人說人類的基因決定了人得吃肉，要是不吃肉，過不了幾代人類就會退化；也有人說我們是雜食動物，不吃肉也能活，只不過是肉實在好吃，我們才戒不掉。要我說呢，我還是那個意見——食物鏈就像一個巨大的餐廳，席上用餐的食客也會成為其他食客的盤中餐。我這番道理都讓大家聽煩了吧。

「要是都市人看見我們剛才幹的事，他們一定會嚇呆了。」有人說。

「是啊。但換作是大自然裡的狼群把一頭牛撲倒，再活生生把牠撕碎，他們就會覺得很正常了。」另一個人說。

幫豬開膛破肚難就難在不能劃到豬腸，可它又偏偏緊貼豬的肚皮，要是不小心割到，腸子裡的屎呀尿呀就會慢慢流出來，本來已經夠髒夠臭的差事會變得更髒更臭。於是我右手拿刀劃著豬皮，左手也跟著不停地在豬皮和豬肚那裡的臟器間來回移動。這樣除非我割到自己的手，否則就不會割到腸子。我總是放桶清水在旁邊，幹起活來既方便洗手，也方便沖洗豬身。等豬肚裡的內臟一股腦地滾到獨輪手推車裡，我就把豬肝、豬心和其他豬雜分開。然後我把整個豬頭都割下來。我們會很浪費地把它扔給禿鷲吃。正確的做法還要把豬下頷的肉跟豬舌頭都割下來吃，但我們家沒人吃豬舌頭。

接下來要以豬的脊椎為中線對半切開。我用的是手鋸。電鋸更好用，當然也更貴。不管用什麼，鋸的時候都得小心看準了，這樣才能沿著脊椎的正中央切成兩半。年輕一點的壯漢會把分好的兩半豬身搬到車庫，把它們用仍鉤在後腿肌腱上的肉鉤掛起來冷卻。冷卻的環節也可以就掛在三腳架上完成，只要沒有狗或其他野生動物來搞破壞就行。不管用哪種方法，反正我們覺得要讓肉好吃，就必須讓肉在低溫、通風的地方掛上幾天，這樣豬身上的熱氣才會在相對較短的時間內完全散去，豬肉也會有一點熟成。所以在家殺豬得到的豬肉，總比商業屠宰場送來的豬肉好吃，因為屠宰場的肉只冷卻了短短幾個小時而已。

也就是說，我們的豬肉要掛到下個週末才能吃。我擔心要是天氣太冷，肉可能會結冰變硬。我們在初冬或者冬末殺豬都還沒發生過那樣的情況，不過有時為了保險起見，我會用舊毛毯把掛著的肉包起來。

完成冷卻的肉會按傳統切割成幾大塊：後腿肉、排骨肉、嫩腰肉（里脊）、前腿肉（包括肩胛）、腹脅肉（五花肉）等等。這裡很講究手法技術，通常得讓專業切肉工來處理，但我們這個老式農場裡也有人學會這技術了。我覺得最難的是把兩邊的腹脅肉從豬肋排上切下來，而找對地方把後腿肉和前腿肉從豬身上切下來也得靠經驗。許多書都有教你如何切，不過我覺得，如果是自家吃的肉，切錯了也沒什麼大不了的。不太會「技術活」的家庭成員就負責把肉上多餘的肥膘割下來煉豬油，再把切完傳統大塊後餘下的那些零散肉切成薄片，然後剁碎了用來灌香腸。剁肉是殺豬這天比較有樂趣的事。大夥人習慣圍坐在一張長桌邊上，剔著肥膘、切著肉，忙碌的空檔還不時互相傳著一兩瓶威士忌。對話也愈來愈有趣。

「亨利，別忘了留豬小腸。我家馬路那頭的老頭子特地跟我說想要。」

「什麼是豬小腸？」

「就是山牡蠣[38]。」一桌人都「咯咯咯」地笑起。

「不是。豬小腸是腸子和胃黏膜，不是山牡蠣。」

「哦，那什麼是山牡蠣啊？」

「豬蛋蛋嘛。」大家笑得更起勁了。

「總好過豬腦和豬胰臟。」

「豬血布丁才最難吃。」

「你得學會弄那東西。先放些鹽巴，灌進豬胃膜裡縫好，再掛在壁爐的煙囪上晾一會兒。這麼做可好吃了。」

「你這麼想就最好啦，我就可以多分些豬排和肋排囉。」

我們只在爐子上煎少量的肥肉，但根據真正的傳統，殺豬這天煉豬油是在戶外進行，要在篝火上架起一個大鐵鍋來煉。油一出來，大塊的肥膘就會變成棕色。最

38 山牡蠣，指作為食用的小牛、羊、豬等的睪丸。

後得把這些煉過的棕色塊送進油渣壓榨機，把它們榨得一滴油都不剩。剩下的只有「豬油渣」，就像很油膩的炸洋芋片。

「你知道，那些東西對你不好。」我對旁邊的一個觀眾說。他正不亦樂乎地大口嚼著剛出油鍋的豬油渣。「對膽固醇特別不好。」

他面無表情地盯著我，又朝嘴裡扔了一塊豬油渣說道：「去他的膽固醇。」

過去鐵鍋裡的豬油倒空以後，我的父親會藉著餘燼往鍋裡扔幾把玉米粒，很快就會「劈劈啪啪」地爆起來。起初會飛出一些玉米粒，但不一會兒玉米粒就都爆開了，把表層蓋得滿滿的，底下爆開的玉米粒也飛不出去了。這過程看上去真神奇，而鍋裡的爆米花最好吃了。用這口鍋榨出的油烤派，那美味天下無敵。沒錯，去他的膽固醇。

我在想，我們對宰殺牲畜反感，是否就是我們害怕死亡、擔心被吃的另一種表現呢？基督教最主要的儀式源自「最後的晚餐」：「這是我的身體，這是我的血。」天主教認為餅和酒真能化成「身體」和「血」，我在很久以前根本無法接受這個荒唐的想法，但如果理解正確的話，也許這條教義——餅和酒「變體」為救世主耶穌的身體和血——還算有幾分天才。所有的身體，不論屬於植物還是動物，都不斷地被殺、被吃掉然後轉化成其他的身體。也許一個「救世主」的話足以寓意萬物最深邃的真諦：「這餅是我的身體，汝等拿去吃吧。」

15

禿鷲誘餌

Buzzard Bait

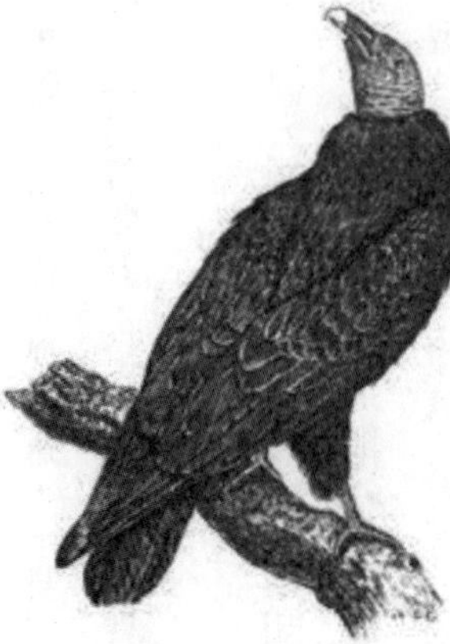

最近我們廚房窗外的餵鳥器迎來了一位最意想不到的客人，牠是隻火雞禿鷹（turkey vulture），又名「紅頭美洲鷲」，也叫「禿鷲」。牠從來不直接上餵鳥器那裡，只是停在幾英尺外的樹枝上，透過窗戶冷冷地注視我們。沒有誰的凝視能冷得過禿鷲。若說大自然的舞台上什麼鳥最醜，牠絕對是最佳「鳥」選，一身黑不算，頭上沒毛，還紅得特別俗氣。牠在樹枝上總是半展著雙翼，給人感覺像個聳肩弓背的巫婆，徘徊不去，陰森森的。

如此靠近人類的住所，牠想幹什麼呢？禿鷲不喜歡人類，除非是死人。我還知道牠們不吃葵花籽。這隻禿鷲很清楚我們在看牠，只要我動動手指頭，牠就會把翅膀往上抬高一些，做好預備動作，隨時準備拖起老鷹一般粗壯的身體飛向天空。但好像又有什麼給牠壯了膽，牠還是待在原地沒動。我終於想到了答案。餵鳥器附近的平台上有個塑膠容器，我們總把吃剩的東西放到裡頭餵雞。我們前天剛殺了些肉雞，卡蘿把最後清出來那點零碎的雞腸、雞皮什麼的也倒在了裡面。箱子裡腥臭撲鼻，蓋上蓋子才聞不到。可禿鷲一定聞到了，強大的嗅覺吸引著本該在高空翱翔的牠，飛啊飛啊來到了我們的門階上。面對這麼一個塑膠玩意兒，牠卻不知所措，犯起了愁，只好停在那靜觀其變。我想起了在這邊一個村子裡流傳了很久的說法，說禿鷲總喜歡棲息在遮蔽著殯儀館的大樹上。牠們真能聞出死屍的氣味嗎？

我在田裡幹活的時候，頭頂上總有幾隻禿鷲在高空盤旋，而我也總喜歡把牠們想像成是在耐心地等著我死去。也許牠們聞出死亡已經在我這把老骨頭裡落腳。可是早在我還年輕的時候，牠們就在我的頭上打轉了。大概牠們只是盼著我死吧。不過最大的可能就是，經過千萬年的經驗積累，這樣的知識已經封藏在牠們的基因裡了：身下的那片大地上有個生命即將消逝。禿鷲天生就捧著鐵飯碗，世間總有生命在消逝。

人生總有一些場景讓我難以忘懷，而這樣一幕也發生在了我的牧場上。一天早晨我剛翻過一座小山，就猛地看到一排籬笆樁，每根樁上頭都停著一隻禿鷲，一共六隻。上前仔細一瞧，地上還有很多禿鷲，都在盡情貪婪地撕扯著一隻死羊。我猜籬笆上的那幾隻禿鷲應該是在等著輪到自己，順便站站哨。我不想把牠們驚散，慢慢走近。可一旦我太過靠近，牠們就會揚起翅膀準備飛走。牠們雙翅展開可以達到六英尺，一排的禿鷲都張開雙翅，那景象恐怖得令人心生敬畏，我在大自然或者甚至在電影裡都沒見過那麼可怕的場景。想想美洲印第安傳說裡的雷鳥[39]，再想像一下五十英尺外，六隻雷鳥正停在圖騰柱做成的籬笆上水平地注視著你。現在再聽聽地上那六隻雷鳥的聲音——每每撕下死羊的臟腑，牠們都會對彼此發出怒吼。

有時禿鷲狂吃一具屍體吃得太放縱，撐得自己都飛不動了，只好從胃裡吐些東西出來，減輕體重才能飛。我是沒見過，但許多年前父親告誡我要避開樹林裡某個空心的原木，因為有隻禿鷲就在那裡築巢。他說禿鷲為了保護幼雛，會向侵入者嘔吐，那臭味比臭鼬噴出的液體要難聞得多。

我為禿鷲著迷，因為牠們給人帶來戲劇化的奇觀，而這種奇觀卻幾乎總是近在鄉間、唾手可得，幾乎和知更鳥一樣常見，人們卻似乎極少注意到。這是人類「短視」的又一例子。為了博取關注，作家們不遠萬里跑到一些名字稀奇古怪的地方，比如他們會到印尼的科莫多島尋找巨龍，或者深入塔斯馬尼亞的荒野瞄一眼那裡的惡魔。其實有這個空檔，他們完全可以好好看看自家的後院，那裡才有更懾人心魄的奇觀。和櫟樹、松鼠一樣，禿鷲也是美洲的景觀，牠們的自然分布區從南美洲南端一直延伸至加拿大境內。從邏輯上來講，我們完全有理由認為禿鷲至今應已瀕臨

39 thunderbird，北美印第安神話中常常出現的巨鳥，牠是全能神靈的化身，在空中具有攪動雷電的威力。

滅絕，因為牠們體型巨大又容易受到傷害，還經常晃晃悠悠地坐在車來車往的馬路邊，吃過往車輛輾死的動物屍體。但是牠們的數目卻有增無減。

畫家安德魯・衛斯（Andrew Wyeth）在他的一幅作品〈翱翔〉裡畫下了高空中的禿鷲。這麼著名的人居然願意花時間畫禿鷲，我來了興致，想問問當事人，一探究竟。他說自己鍾情於禿鷲這種大鳥，不僅是因為牠們帶來強烈的視覺衝擊，還因為人們對牠們似乎不太留心。這種反常使他決心要畫畫禿鷲。可是因為他只從地面仰望過禿鷲在空中順著氣流飛翔的雄姿，想知道從高處俯瞰禿鷲又會是什麼模樣。於是他便請求卡爾・庫爾納幫忙——卡爾是衛斯的鄰居，而衛斯其實就在庫爾納的農場上長大。他們用一頭新生牛犢的胎盤做誘餌，捕到了一隻禿鷲。他們把牠的雙翅完全展開到六英尺寬，衛斯就從上往下「俯瞰」著幫牠畫了草圖。如此，我們就在作品裡「俯瞰」到了翱翔的禿鷲，而牠們則俯瞰著庫爾納農場。

卡爾・庫爾納的孫子也叫卡爾，同樣是成功的畫家，還成了我的親密好友。多虧他，我才與舉世聞名的衛斯說上了話。卡爾也是我認識的人中最迷戀禿鷲的。過去的一個世紀裡，庫爾納農場的牛羊生生死死，農場上空便因此有了許多禿鷲。卡爾幾乎只畫庫爾納農場，而且也不奇怪，他那兩幅較為人熟知的畫作裡都有禿鷲。其中一幅有點讓人吃驚：畫的正是一隻禿鷲安靜地棲在他妻子的大腿上，作品名稱是〈她腿上的一隻禿鷲〉。這一切還得從一天早晨說起。那天他們發現一隻禿鷲落在的屋頂上頭，腳上有腳環，所以猜想牠可能是從什麼鳥類保護區逃出來的。禿鷲看起來並不是很怕他們，看牠逗留原處，夫妻倆在露台上放了些生培根，牠就趕緊飛下來把肉吃了。後來禿鷲乾脆直接從他們手裡吃。庫爾納一家很會和各種動物打交道，野鹿也會從卡爾的手裡進食。他們為這隻禿鷲取名「巴茲」，就這樣，禿鷲成了他們的寵物，還是隻討人喜歡的寵物，誰都沒料到人見人怕的鳥兒還能跟可愛的寵物劃上等號。牠變頑皮了，有時路易絲坐在露台，禿鷲就在她身旁的欄杆上跳來跳去，還用嘴給她捋頭髮，彷彿在梳理羽毛！

（這裡有個巧合讓我不寒而慄，不管我怎麼勸自己別想，都縈繞心頭揮之不去。路易絲兩年前得癌症死了。雖然禿鷲停在她腿上和用嘴給她捋頭髮的事，都比她去世要早上好幾年，但是在我對抗癌症的時候，那隻禿鷲來到我們的餵鳥器前，我還是會想起路易絲。是不是禿鷲感覺到……不，不，金恩，別胡扯了。）

整個夏天，巴茲都在庫爾納家附近遊蕩。入夜時分牠就飛去和附近的禿鷲們待在一塊，第二天一早又飛回來享用免費生培根。「有一次我在穀倉裡發現了一隻死老鼠，也不知為什麼貓咪們都沒看見牠，我就帶回家給巴茲。」不久前卡爾回憶說。「誰知那隻大鳥跟鉛錘似的從屋頂上驟然衝下來，叼走了我手裡臭烘烘的老鼠，猛地把牠撕碎然後吃掉。牠在我們面前從未這麼殘暴過。」

卡爾還是個農場小男孩的時候就喜歡上了禿鷲。他的另一幅畫〈十一月的風〉，描繪了在天空中滑翔的禿鷲。「我拿雙筒望遠鏡看牠們，」他今天告訴我，「再沒什麼鳥能如此優美了。牠們的翱翔這般雄偉又這般輕巧，真讓人不敢相信。牠們在地面是如此笨拙，在天上又那麼優雅。巴茲總是高速飛向我家房屋，最後一秒才急煞車，伸出大爪子『砰』地一聲笨重地落到屋頂上。我的畫室在牧場的山邊，那兒也有群禿鷲。我給牠們丟一些腐肉，牠們就會從空中俯衝下來，速度驚人。那場面就像美式足球比賽時，球掉了，球員們都急忙猛地撲過去。」

一天他看見一隻禿鷲就停在自家一頭羊的背上，附近還有些牠的同伴。他用相機把它拍了下來——他知道有圖有真相，沒圖沒人信他。但我們這些牧羊人沒一個覺得這有什麼好稀奇的。也許那些禿鷲和我們一樣，知道羊就愛死，尋起死來還不厭其煩。有一次我姊姊把一些羊趕到她的果園裡吃草，之前她的孩子們在裡頭一棵蘋果樹的樹枝上綁了根繩子做鞦韆。你一定無相信自己的眼睛，一頭羊就想辦法用那座鞦韆上吊了。

卡爾的世界裡有許多禿鷲，最令人難忘的是掛在他飯廳的那隻。飯廳樓下是他的畫室，從掛禿鷲的位置剛好能看進來。這隻禿鷲的姿態像極了衛斯〈翱翔〉裡畫的那樣。「木雕師是我朋友也是我學生。說服木雕師幫我雕那隻禿鷲的時候，我腦子裡想的其實就是那幅畫。它和真的禿鷲一般大，栩栩如生，總能讓我想起來農場上的生與死是多麼緊密相連。」

一點兒也沒錯！農場與花園充滿生氣卻又時刻貼近死亡，禿鷲不就是這樣嗎？牠是農場與花園現實的最佳象徵，是生死衝突的完美圖騰，牠是幻想中的雷鳥，在空中美得讓人屏息，在地上醜得令人生畏；生與死便籠罩在這漆黑的羽毛與火紅的腦袋之下。

從實際層面來說，禿鷲對人類非常有益，牠們免費幫我們清理動物屍體。但是這回我們人類又要阻撓大自然運用它的智慧。我們制定種種法律，禁止讓動物在田間腐爛。我們說是因為害怕傳播疾病，其實是在竭力避免所有的噁心。提煉廠（rendering factory）能充分利用死掉的動物，這點毋庸置疑，但要是鄉下死了一頭牛或一頭羊，把屍體大老遠地拖到提煉廠是不切實際的。於是人們就說死了的東西必須埋起來，你要是不埋，有些地方還會罰你的款。然而禿鷲就能在短時間內處理這樣的屍體。牠們幾乎是立刻衝了下來——當然牠們更喜歡還沒那麼臭的「新鮮」腐屍。一群禿鷲一天之內就能把一頭死羊吃得只剩下骨頭。表面上看，高空中盤旋的禿鷲並不多，但禿鷲與同伴間有著非凡的通訊系統。只要腐屍的正上方有一隻禿鷲飛撲下來吃大餐，四分之一英里外的禿鷲都會見狀趕來。這樣半英里外的禿鷲也收到了集會訊號飛赴聚會。我見過四、五十隻禿鷲在一小時左右的時間內就全部抵達聚餐現場，不一會兒就把死屍一掃而光，只留下骨頭。公路沿線最能發揮禿鷲（還有烏鴉，甚至老鷹）的優勢，因為那裡有很多被輾死的動物。

可惜有些禿鷲來自比較北部的州，至少會遷徙到俄亥俄河谷過冬，這樣我住的地方就不能全年享受牠們的服務了。十月底牠們開始飛離我家農場，隔年三月初又飛回來。牠們回俄亥俄州也會引發不少事端。照理說禿鷲總是三月十四日回到俄亥俄州的欣克利，不過根據我的經驗，牠們也可能早到或晚到一個星期，這樣記者就又有新聞寫了。無論具體日期是幾號，牠們的返回都率先捎來了春天的訊號，牠們的離開也第一時間通報了讓人不快的消息——冬季正漸漸逼近。我見過一大群禿鷲聚集在俄亥俄州的紐瓦克附近，黑壓壓的整個山坡都是。牠們在等待南方來的恰當氣流，然後便順流飛向北方。這樣一番令人生敬的壯觀景象，卻又被當地人忽略。禿鷲群聚的這段時間裡，紐瓦克的市民對牠們可沒什麼好感，因為牠們老愛停在街邊的大樹上，把樹枝和人行道弄得全是鳥糞。

我們把掩埋動物屍體變成了約定俗成的「戒律」，可是很多情況下，請禿鷲們幫忙會簡單得多。不過這看似合理的想法又會引發另一個更讓人不安的問題。我能把心愛之人的遺體抬到山坡上，任禿鷲們吞食嗎？心裡真實的答案讓我明白了人們總想忽視禿鷲的原因：他們為什麼老編故事說禿鷲會趁人們睡覺的時候啄去人的眼睛，而其實大家都知道，火雞禿鷹對活物從不感興趣（但黑鷲不一樣）。事實都明擺在那兒。不忍心讓逝者的遺體被禿鷲和蛆蟲啃噬，我們只好將他們埋葬，可是埋葬也不能阻止他們被蠕蟲和微生物啃噬，為此我們又做出精巧繁複的棺材、墓穴、陵墓，然而這一切都不過是徒勞。我們的身體終究得自然腐爛，利益他物。我又自問：我能把愛妻的遺體曝屍牧場餵食禿鷲嗎？自然法則甚至科學邏輯都說那樣做沒什麼不妥，但在這件事上，什麼邏輯法則都不能動搖我。我就是辦不到。意識到這一點，我也就明白了為何我宣揚的那種完全自然的「生」與「死」永遠都不可能徹底地實現。在冷酷的現實面前，人類的思想永遠都不會徹底屈服。

16

去他的「利滾利」我們近乎不朽的發明

Confound Compound Interest: Our Almost Immortal Invention

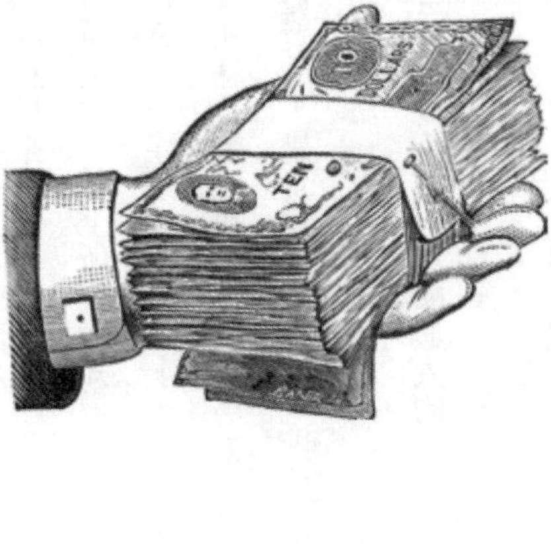

人類什麼時候發明了「錢」這種可以永生的東西，是在瑪土撒拉出生前呢？還是在他死之後？我不知道。但考古發現，史前的古亞述人買東西既不用付頭期款，也不用擔心得花多長時間才能付清。然而他們的辦法沒能在後人的想像裡占據一席之地，直到中世紀末，教宗們意識到藉由對「錢」收利息來賺錢，實乃財富大計——這在以前可是會被開除教籍的。基督教（還有伊斯蘭教，甚至所有我知道的主要宗教）此前認定任何謀取利息的行為都屬於放高利貸，一律禁止。實際上，幾乎所有以農牧業經濟為主導產業的地區，都不許對錢收利息，所以我要在這裡寫寫這個問題。利息能沒完沒了地變錢這回事根本就是人造贗品，是食物鏈的大敵，食物鏈才是永恆的真理，天然輪轉不休。收利息多少有點「合法」以後，幾世紀來的思想家都在使勁爭論多少利率合適、多少利率有罪，全都枉費心機。但願最大的銀行贏吧。

從小到大，我對複利一直都有種好感，因為我還在讀小學的時候，複利就給我帶來了一些歪打正著的自由（我發誓我生命中最重要的事都發生在小學時代）。當時我們班上有個男孩叫艾德，他學起「複利」這個概念老是暈頭轉向。可是現在我覺得他才是我們班最聰明的人，因為「利息」本來就沒什麼理性意義可言，所以天生學不會的人智商才最高。當然小學的我還沒那麼多深刻的想法。我只知道艾德不會算複利把老師氣壞了，老師要我去教他，那我就得教會他怎樣才能成為一個成功的銀行家。我接下了老師的任務，是因為我可以在圖書館裡單獨為艾德輔導放高利貸的藝術。圖書館與所有的教室都不相連，我輔導艾德的時候，圖書管理員也不在旁邊。從事教育的人應該都知道這是多大的錯誤，怎麼還能犯呢？上課時間天天讓兩個小男孩獨處一小時，而且還沒人監督，你覺得會發生什麼？當然是艾德和金恩的休息時間囉！

剛開始我還真試著教他算過複利，本金一千美元，利率為百分之六的時候，先算出一年的利息，再把利息加到原來的一千美元上，然後再乘再乘再乘，每乘一次就代表過去了一年時間。不到五十年，幾美元就像施了魔法一般地變成了幾百萬美元。艾德不是不會算乘法，他只是怎麼算都不相信自己會有可以變成五萬美元的一千美元。他也不在乎，反正我們還可以做別的事來打發時間。沒多久，我倆就只是聊天或者玩益智遊戲，還有謀劃怎樣冒險逃到學校外頭去——我倆的家就隔著一英里田地。整個「輔導」都很順利，因為即使艾德還是搞不懂高利貸，老師也不能怪我，畢竟她自己也沒教會他。

回想起來，搞不好她是教過我的老師裡面最聰明的，因為她知道她的教學重點是得讓某個學生明白複利強大又搞怪。也許艾德是不會明白這個道理了，可像我這樣學東西比較快的人或許能把這個課題看透幾分，而學習最好的辦法就是教導另一個人。所以她可能是希望我藉由教艾德而領悟到複利的生生不息。從這點來說，她成功了。我真開始痴痴妄想自己也能成為投資銀行家。我想著要是能弄來幾千美元存到銀行，我死的時候就是富翁了。

其實父母早就把我推上了這條路。我們一起去銀行，他們會一路對我誇個沒完。到了銀行，我就會自豪地把存下的硬幣交出去──一美分的是每次幫祖父打開穀倉門賺的，五美分和十美分的是父母支付的，因為我幫他們除了園子裡的草，還割了牧場裡的薊。銀行行員的機器真神，他一把我的零錢倒進去，機器就把硬幣按面值分好類，還列表算出了總額，存進了銀行保險庫。然後我就拿到了本存摺，裡頭記著我所有新財富的總數。我根本不需要存摺幫我記那個數，因為它已經永遠印在了我的腦細胞裡。不過存摺還告訴我，我的存款利率是百分之三，這樣我的六點五二美元一年後就能漲到六點七一美元。也就是說，我什麼事都不用幹，就能白白賺進將近整整二十美分，這要是在平時，得費好大力氣才能賺到手呢。我要嘛得辛辛苦苦除掉兩百株翼薊（全都得鋤到地下兩英寸深，而且最好別作弊，不然和我一起除薊的姊姊就會去告狀），要嘛得給祖父開二十次穀倉門。哇！

要是我在銀行裡有一百萬美元，第一年它就能給我「賺」三萬美元，這樣的收入在一九三七年已經遠遠超出了我的想像，而且還會愈漲愈快。重點是真有人在做這種事！他們住在城裡南桑達斯基大道上那些又大又古老的宅子裡。當時我還沒意識到，要想這種變大錢的魔法生效，先得有人向他們借那麼多錢，還要付他們比銀行給我的利息還要高的利息。我只知道擁有一大筆錢來賺利息是人間天堂的開始。我早早地就在資本主義聖壇當上了侍祭。

我繼續接受教育，卻發現大千世界中虛偽莫過於人們對利息的態度。從古至今每個智慧哲人、宗教領袖無不痛斥借錢收息為高利盤剝，可等真正有錢借、有息收的時候，沒有人不是興致勃勃、樂此不疲的。他們教育我，用這種「能源」推動經濟成長太精巧了。那些怪脾氣老頭卻堅持說，這助長人們的貪念來更是不留痕跡。真是不懂與時俱進。

我努力想搞清楚經濟成長是怎麼一回事。幫錢乘上幾個百分比，它就「長」起來了，可農場男孩眼中的「生長」卻不是那麼回事。真實的生物長起來後會變老會死掉，但是「老錢」反而愈長愈快，年復一年、日復一日、分分秒秒，像是一刻也沒停歇過的收銀機。那些安靜地住在城南大宅子裡的人死了，他們的錢卻永不會死，只會傳給他們的繼承人然後繼續「長」。那些幸運兒就什麼也不用幹，只要花的錢不超過利息金額，他們想幹嘛就幹嘛，完全不用擔心自己有沒有賺到錢。

那時的我已經是小夥子了，我發覺原來富人們的錢沒為他們「幹活」，也沒為他們「賺取收入」，真正勞動賺錢的是向他們借錢的人。我的父親就借了錢，打算擴大農場經營。他跟我說這事做得有點傻，因為他得付百分之六的借款利息，以他的經驗來看，幾乎是農場全部的利潤收入。那為什麼還借呢？他回答說：「我們只能敷衍了事、能拖就拖，指望著農產品價格上漲。」農產品確實漲了點價，但成本當然也漲了，接著價格又回落了。可農產品降價的時候，要付的利息卻一點也沒降。

父親借的錢成了一筆「擴大債」，他生前怎麼也還不完，去世以後農場被分割賣掉，才總算還清了這筆債。債務與父親不一樣，永遠都不會像父親那樣老去、死掉。大約就在那時候，我驚訝地發現莎士比亞在幾百年前就講過：「別向人借錢，也別借錢給人。把錢借出去，丟了本錢也失了朋友；把錢借回來，會失去節儉的習慣。」

老師教我舊約全書上《利未記》裡「禧年」的時候，我就更吃驚了。以前人的做法，不正是父親需要的嗎？每到五十年一次的禧年，所有未清的債務都能一筆勾銷。至少老師們是這麼解讀《聖經》句法的，我就不太看得懂了。我讀《利未記》或舊約全書裡其他類似的書卷時，感覺文句裡充滿了各種代名詞，永遠都沒法確定哪個是指哪個。但《利未記》裡有句話看上去卻很清楚明白。第二十五章第二十八節：「倘若不能為自己得回所賣的，仍要存在買主的手裡直到禧年。到了禧年，地業皆返回其原有者及古之擁有者。」或者看看這個，第三十六和三十七節：「……不可向他取利，也不可向他多要……你借錢給他，不可向他取利；借糧給他，也不可向他多要。」我問老師這到底是什麼意思，他們承認「古之擁有者」把他們也難住了，不過他們都十分肯定《聖經》裡全是上帝神聖的話，而上帝肯定是在說每五十年可以免除一次債務，對借出的錢收取利息是放高利貸，有罪。我便用我們慣常提問的方式反駁道，既然如此，「怎麼沒人遵從上帝神聖的旨意呢？」「房子們自己可不會走。」給我們教聖經史的老師希拉瑞神父一本正經地如是說[40]。對話到此結束。有一天我拿這件事問了一個持有大量銀行股分的人。他瞪著我，最後冒出一句話，說我是社會的危險分子。但我從沒忘記「禧年」的事（其他人似乎都忘了），沒忘記它本來可以救父親一把。如果土地為他賺到的錢只需用來償還本金，那他去世時就能無債一身輕了。

所以當我獨自出來打拚的時候，我相信要擊敗這個世界唯一的辦法就是成為債權人，絕不能做債務人，我才不管莎士比亞是不是也反對這麼做呢。我沒有加入消費社會。不到萬不得已，我什麼也不買，就算要買也只買便宜貨：便宜的衣服、便宜的房子、便宜的車，便宜的一切。我只為買我們的第一處房產和第一輛車借過錢，借錢以後我們就縮衣節食，用加班工作得來的雙倍工資還清了這兩項債務，從此以後就再沒借過錢。不花錢我也沒感到處處受限。亨弗萊・鮑嘉（Humphrey DeForest Bogart）在一次採訪中說他對錢一點都不在乎，除了一件事——有錢，他就能對所

40 原文中作者的問題是：「Hows come nobody obeys God's sacred word?」神父回答：「Houses can't come.」。hows與house諧音。文中神父是在避重就輕地糾正作者的語法錯誤，而沒有回答問題。

有向他發號施令、使喚他做這做那的混蛋說「去死吧」。我正走向他說的那種獨立。許多天下來我都只能拿最低工資，為了彌補工資差額，我便用雙倍時間工作。只有這樣我才能以相當微薄的收入過著獨立作家的生活。有一兩次我甚至對一個編輯說了「去死吧」。我真正的資產只有一直跟著我吃苦的妻子，而她卻甘心與我過著一貧如洗的生活。

就這樣我走進了老年，走進了對資本主義迷信金錢會「成長」的嘲諷。我們小心翼翼省吃儉用，再加上社會安全生活補助金，還真存夠了養老的本。可那些虛偽的資本家當初死纏活纏地勸我把錢存在銀行裡那麼些年，方便他們想借就借，這下倒好，他們又頒布法令說我們的存款再沒利息可以賺了。聯邦準備理事會說，只有這麼做才能「促進經濟發展」。也就是說聯準會的儲備要「成長」，我的儲備就不能「成長」。我終於證實了自己長久以來的懷疑。《聖經》和那些智慧哲人總算說對了一次：利息是我們社會問題的根源。

我跟一個好朋友抱怨起來。他種了五百英畝的玉米和大豆，也向我訴起了苦。他原本種了一千多英畝的地，結果如今卻都種不了了，因為還有更大的農場主人願出更高的價錢租地、買地。我倆面面相覷，他的思維卻突然轉了一個奇怪的方向，我從沒聽他說過這種話。

「我們到底為什麼要錢呢？」他問我。

我看著他，簡直不認識他了。他原先看上去總那麼腳踏實地，從不廢話也不胡思亂想。他自個兒回答了問題。

「我們不一定要錢啊，對吧。我們真的不需要錢。所有要用錢買的、真能讓我們開心過日子的東西，不就在我們面前嘛。土地。地裡長出來的食物。能動手術的醫生。治病的藥。警察。汽車。房子和家具。什麼都齊全了，都在這兒，就在我們面前。可我們卻突然說我們不能沒錢，好像沒了錢，吃穿用度、生活需要的一切就都沒了似的。假設我們還按照原來的方式生活，我們也能用自己的各種服務與人交易啊，一切也都會很好。」

「你以為不管有沒有酬勞，每個人都愛做自己在做的事嗎？」

「沒錢賺，我也還在種地。你不也這樣說你自己嗎？明明做別的能賺更多，可你照樣堅持寫作。你說你不在乎錢，我也不在乎。也許人人都不在乎。」

「沒錢你就沒地可種，眼睜睜讓有錢人把地拿走，看你在不在乎。」

「沒錯，不過要是世界上沒有錢，有錢人也不會要我的地了不是？」

「沒錢你讓誰去幹那些髒活兒？高樓大廈的窗戶誰擦？路邊的排水溝堵塞了誰修？誰去工廠的生產線上賣命？」在我眼裡，工廠的工作是最糟的。

「喂，好多人都喜歡進工廠幹活呢，我打賭擦窗戶的好手絕對喜歡擦窗戶。」

「工資不高也喜歡？」

「嘿，我就認識一些人，他們說不管你付多少錢，他們都不願整天對著電腦寫啊寫的。他們覺得你是瘋子。」

「好吧，我也覺得我就是瘋子。但那不是重點。人無完人。你得用錢哄他們幹活。」

「我不確定耶。」

我沒接話。這務實的傢伙、普通人，一個每天的生活就是圍著十幾萬美元的機器和滿是牛糞的牲口棚轉，小時候鄙視讀書，好不容易熬到高中結束，現在竟有了這麼崇高的思想。我一時間都被他弄得無所適從了。如果人類真像我們自己堅持認為的那樣理性，那我們究竟是為什麼需要「錢」呢？沒「錢」的世界肯定會是人間天堂。

很快地我發現，即使我們的錢沒賺到利息，我們也沒真被逼得走投無路。不能按原計畫保證退休收入，我們還有老辦法應對危機。我們早就學會了拿著微薄的收入知足常樂，因此我們只要一如既往地生活就好，只要身體能動，就繼續幹活，反正我們本來就想這麼做。

我的教育完整結束了。其實很多年前就結束了，那時祖父告訴我——我現在一有機會也講給孫子們聽——一九二〇年代初期，德國通貨膨脹嚴重，複利也在劫難逃，染上這個惡疾，最終「死掉」了，有錢人只好拿珠寶首飾跟農民換馬鈴薯。祖父知道這回事，是因為那些農民裡有我們的祖先。馬鈴薯就是比錢不朽得多。

17
在人類世界中求生存

How to Survive People

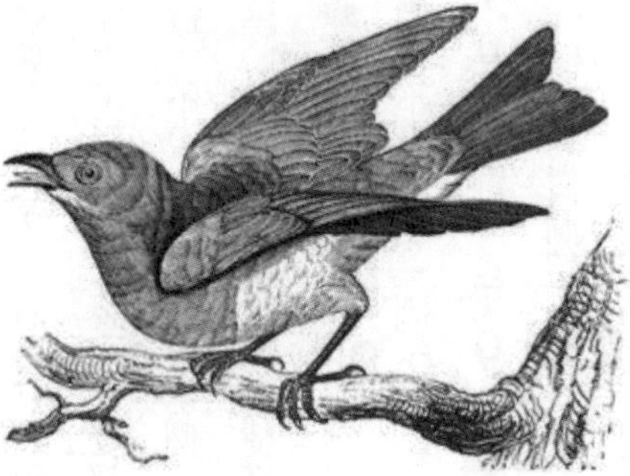

燃燒的木柴「劈啪」作響，我在一旁休息，發現長柄槌上停著些汗蜂（sweat bees），我要是懶得趕牠們，牠們也常這樣巴在我手臂上聚會。嗯，我應該馬上就反應過來才對，牠們是在舔長柄上的鹽，我握著木槌的時候手心出過汗。我比平常多休息了一小會兒，心想大自然怎麼就這麼能適應人類呢？人類是它最危險又最不可捉摸的成員呢。汗蜂當然沒覺得自己在適應什麼，對牠們來說，什麼都是日常該做的事。找到一丁點兒鹽，牠們就吃一丁點兒鹽，不像人類還會想那個什麼全能的主為什麼心眼這麼好，還給牠們這份意外的恩澤。牠們也不擔心吃這種鹽可能會對身體不好，畢竟牠們通常都不在木槌手柄上找鹽吃。

上次有些負鼠躲在我家的聯合收割機裡過冬，牠們也不會糾結「因」、「果」這類虛無縹緲的概念。在牠們眼裡，我的艾利斯－查默斯牌（Allis-Chalmers All-Crop）通用收割機不過是又一棵空心的樹，只是這棵「樹」的樹洞超級大。野貓也要在這裡做窩哺育幼貓，牠可比負鼠更有想像力去適應人類。收穀箱空著，牠就讓小貓們一隻挨一隻依偎在穀箱螺旋卸糧管管底，因為那裡頭還有些收割時散落的零星麥粒，偶爾會有個把覓食的耗子尋到這來，這樣牠就可以趁機撲倒自投羅網的耗子。六月，我得為收割做準備了。我開動了收割機。這一開，螺旋管裡竟滾出了三隻嗜鼠貓。別說我被嚇一跳，你知道小貓咪們有多吃驚嗎？被收割機這麼一抖，牠們自然是嚇壞了，可牠們都沒受傷。說到老鼠，我那台舊約翰迪爾拖拉機的電池箱就總有一些什麼讓老鼠們難以抗拒。每一個月左右，電池頂上就會多一個新窩（一個技工告訴我，我們掛在乾衣機裡的邦氏巾[41]有種氣味，可以防止老鼠啃電池線路）。老鼠的適應能力堪稱典範，這些鼠窩就是最好的證明——牠們從哪兒都能找來捲捲的玩意兒：裝穀物的舊麻袋啦、破布啦、碎紙片啦、剪羊毛剩下的毛團、剝玉米留下的玉米穗絲……我不會說鼠語，所以也說不出牠們為什麼這麼離不開拖拉機。也許牠們知道，只要待在電池箱裡，貓咪就找不著牠們。

鳥兒更加明白該怎樣適應人類。園子裡的灑水器灑著水，知更鳥會來玩水。最近的一條新聞報導，有些小鳥用菸蒂築巢。我們這裡的鳥兒也會就地取材，牠們從我們蓋乾草堆的破油布裡抽出一縷縷塑膠絲。東藍鴝（Bluebirds）似乎整個冬天都不走了，牠們吃起我們的圓柏漿果來一點也不客氣。卡蘿把圓柏果裝飾的聖誕花環掛在前門上，就連那些漿果牠們都不放過。圓柏和野薔薇都不是這裡土生土長的植

41 指美國產的邦氏（Bounce）衣物纖維柔軟去靜電紙，可放入烘衣機中使用，使衣物柔軟、清香、無靜電。

物，但好像自從有了它們，東藍鵐就停止了冬遷。女兒和女婿在他們露台周圍種下了豆梨樹，每到冬末，東藍鵐就會把乾果梨團團圍住。我們支起豆棚讓菜豆爬架，有一年一對靛彩鵐（indigo bunting）就在濃密厚實的豆藤裡築起了新巢。我們把往復式割草機停在棚子下，一隻知更鳥就在割草機直立的一端建起了牠的新家。還有隻霸鶲（phoebe）非要把巢築在屋頂水落管的彎弧處。另一隻霸鶲則把巢搭在了穀倉的托梁上，離我頭頂只有三英尺。家燕的得名當然是因為牠們喜歡把巢築在人家的穀倉房梁上，可是現在只要有電燈裝置，牠們幾乎總把家往那上頭蓋。一天清晨，我在一個停車場裡注意到了幾隻「啊啊」叫的烏鴉。那裡有個指示牌，告訴購物的顧客停放購物車的位置，烏鴉們就棲息在指示牌上。牠們可不是為了吸引我去看指示牌才落那裡的，牠們是在追隨瀝青路上滾動的紙垃圾飛過來又飛過去，看看人類是不是丟下了什麼吃剩的東西。

動物們對現代農用機械的喜愛真是過了頭，結果鼠窩和鳥巢都成了拖拉機和收割機起火的主因。這些複雜的龐然大物肚子裡全是盤繞交錯的電線網路穿過來繞過去，想要正常工作還就得靠它們。機器內部的最深處也正是電線聚集的地方，可那在小鳥的眼裡卻好像藤蔓或嫩枝結成的網，於是牠們在這裡築起了巢。有時電線發燙、老化或者被老鼠咬了，就會濺出火星，這時鳥巢就會像火絨一樣被引燃，接著整個收割機都會燒起來。有個鄰居就遇到過這種情況。他說鳥兒們好像更中意某些款式和型號的收割機。至於是什麼牌子嘛，我就不在這說了，畢竟這種偏好也許只是巧合，再說，我也不希望哪個廠牌以為我個人仇視他們的機器。我仇視的是所有龐大的機器。

蝙蝠喜愛我們的穀倉，那是牠們眼中的另一個洞穴。建造穀倉的時候，我們把相交於屋脊的二乘六英寸的屋椽兩面，都用上了膠合板連接。沒想到這不經意的動作竟圍成了蝙蝠們喜歡棲息群居的處所——二十間計畫外的「蝙蝠房」。每年夏天，大約半數「房間」都會迎來房客，於是我們的穀倉雖然坐落在樹林裡，周圍卻沒什麼蚊子。蝙蝠們有著穩定的食物來源，因為屋簷下接水的桶子裡幾乎總有蚊子幼蟲在那兒扭來扭去。當然，蚊子們也在適應人類文明，牠們學會了利用那個桶子，而蝙蝠們則學會了利用我們和那些蚊子。

總有些人特別關心環境。只要人類的活動看上去（或者確實）對大自然造成了破壞，並且最終危及人類，那些人就感到絕望。從探尋永生意義的角度上說，我認為我們經常杞人憂天，我們的眼光應該更長遠，看看有多少人類活動，尤其是人類最自私、最不計後果的活動，在耐心的大自然面前怎麼就慢慢黯然，怎麼就慢慢失色。想想第十二章提到的卑微的水母。也許要是我們沒那麼聰明，或者要是我們不再徒勞地思考死後的來世，我們也能學會讓身體不死。神學家要我們相信，他們的諸神統治著一個我們無法控制的世界；經濟學家則教育我們，管你喜不喜歡，錢才是主宰一切的神。無論相信誰，我們都得對他們的神躬身致敬，滿心崇拜。與其這樣，我們還不如多學學大自然。汗蜂不會折起牠的小翅膀插腰宣誓：既然牠以前從沒舔過木槌把手，那現在就請老天爺作證，牠從今以後也不會舔木槌把手。牠只管舔牠的，如果結果不壞，牠以後還要接著舔。我們都有自己的小癖好，我們都會貪心，如何看待這些問題，我們就該學學汗蜂。我經常想起生活在非洲的一個傳教士對我說的話：「這裡沒有垃圾問題。美國人眼裡的垃圾，你在非洲的馬路邊倒上一堆，第二天早上就沒了。在當地人看來，『垃圾』裡的每件東西都能派上用場。」

最近有本書叫《自然戰爭》（作者是吉姆·史特巴，二〇一二年由皇冠出版社出版），描述了一個大自然在人類中求生存的優秀案例。書的副標題就透露了內情：「不可思議的故事，野生動物重返人世，後院成屋後戰場」。五十年前，我們擔心許多野生動物會走向消亡，今天控制這些野生動物的繁殖竟成了油水肥厚的工作。五十年前，專家們還說頑固的小農也會走向消亡，今天郊區和市區的許多後院裡卻全是這些小農。

大自然適應人類以求生存還有一個不錯的範例，就發生在我們的公路上。從環保的視角看，所有公路都會為大自然帶來危險，但有弊也就有利。成千上萬起車鹿相撞的交通事故裡人鹿雙亡，可這起碼緩解了野鹿過剩的問題（當然了，我可不敢說公路也有助於減少過剩的人口）。車禍留下的動物死屍甚至還能造福大自然。只要沿途駛過，你就會發現有多少鷹和禿鷲這類猛禽棲在路邊望眼欲穿。牠們等著過往的車輛殺死更多毛茸茸的小動物，這樣就能撿現成的大快朵頤。要不是因為公路交通，大自然岌岌可危的平衡都該被浣熊打破了，才不會維續到現在。浣熊們就愛搞破壞，因為牠們超能適應人類，連人道協會都想扒牠們的皮、喝牠們的血。

好好的土地卻被混凝土和瀝青道路覆蓋，這自然讓人嘆息，但公路所到之處，沿途都妝點著數千英畝的各類植物，不僅提供大量碳封存，也成了昆蟲和鳥兒嚮往的勝地。公路沿線還挖了成千上萬個新水塘，挖出來的土正好給公路填路基。大量的鳥類在遷徙途中死在了高壓電線和高樓下，得知這樣的消息，我們的第一反應就是為鳥兒們哀悼，這麼想本身並沒錯，只是我們怎麼就沒想到人類的活動還有積極的一面與之相抗衡呢？就拿公路來說，人們一修路，道路兩旁就會順帶挖出池塘和湖泊，它們對野生動物、對土壤中的水含量，甚至對天氣，不都有好處嗎？我們怎麼就沒為這些事感到喜樂呢？

我並不想藉這些例子淡化目前環境遭到的破壞。我只想表達大自然遠比我們想像的要堅韌。有些地方的環境繼續在惡化，比如那些盛行削山採煤[42]的地區，比如因過度開墾而受侵蝕的土壤，結局如何還得大自然說了算。從長遠來說，對金錢的貪得無厭終將使金錢本身坍塌毀滅。假如能樂觀點，相信環境還有救，這點信心說不定就能給你降降血壓，就算沒讓你離不死更近一步，至少也能讓你晚死一步。與其猛烈抨擊大規模種植（我就經常這麼做），為何就不想想，他們就算這麼種了又怎麼樣呢？沒錯，數千英畝的地就要單種玉米和大豆了，隨之土壤會退化，土地擁

---

42 美國東部地區的阿帕拉契山至今仍盛行削山採煤（mountaintop removal）。其基本步驟為清除森林、轟炸山頂、在廢墟裡挖掘、將垃圾倒入山谷、搬煤洗煤。根據相關法律規定，採礦公司在採完礦後需盡力恢復該地區原來面貌。

有權愈來愈集中。大自然卻保持緘默，耐心地向我們展示著它的隨機應變、忍耐包容還有運籌帷幄、攻無不克。舉例來說，那些玉米秣，也就是肥料養出來的玉米莖、玉米葉和玉米根，大多會回歸土壤變成有機物。許多耕地上都有坑，那些坑全年潮濕而且愈來愈大，儘管技術能解決這個問題，可坑對青蛙、水鳥與各類昆蟲都頗有裨益。現在每到春天，我們總能在附近看到成群結隊的鷗，這在以前可不常見。乾旱時節，這些坑還能發揮涵養水分的作用。等農民們實在無法再用這樣的土地耕種時（有些地方已經出現了這種情況），這種具有破壞性的商業穀物種植模式也就打住了，然後大自然會默默地緩緩接手被人們拋棄的土地。我幾乎每天都會經過受到嚴重侵蝕的山坡，人們再也不願用它們來種地，現在就慢慢變回了樹林。

雖說「不做大就滾蛋」的心態影響著大規模種植，可它的一些副作用倒也有利。「做大」也可能成為「滾蛋」的契機。我在第一章就提過，在溪流旁的小山丘和峽谷裡開展大型的農耕沒法盈利，所以這些小塊小塊的土地就變成了野生動物的棲身處。動物們既把這裡當避難所，也拿它作根據地——周圍就是一望無垠的田地，肚子餓就只管上田裡突襲。比起懷俄明州的鹿，俄亥俄州的鹿就來得更膘肥體壯。再說那些經營大面積單作棉花和穀物的「大農」，在很多方面也還是普通人，本質上也和我們一樣熱愛大自然。他們不停在田間挖水塘。這些水塘加上公路池塘，真是樂壞了白頭海鵰（American eagle），牠們吃羊，但更愛吃魚。就這樣，這裡的白頭海鵰多了起來。換成是幾年前，人們怎麼都不會相信牠們還能在美國中西部增殖。

水塘裡的魚也在激增，但據我所知，沒人知道究竟有多少魚。我們太專注於強調事物的消極面，比如我們總是只看到亞洲鯉魚入侵我們的水路航道。順道一提，亞洲鯉魚還真給我們模仿大自然超強的適應能力樹立了好榜樣。現在有人正在努力鑽研，打算把這種魚做成豪華餐廳裡的美味佳餚呢。

「適應」的方法還有很多。例如我們與其耗光精力喋喋不休地評論「大農」這「大農」那的（我們眼下當然很需要他們為我們提供充足的糧食），不如為自己買一小塊地，把它變成一片宜人樂土，再不必為吃喝發愁，還能有豐富的野生動植物作伴。愈來愈多的人就選擇了這麼做，他們不再只是站到一邊，為全球暖化乾著急。金融危機早晚得來，只要一來，大型商業農場就難逃重創，但是你的這一小塊保護區卻不會就此消失。再者，與其在那怒氣沖沖地高聲嚷嚷鹿群怎樣過剩（我就經常這樣），不如每個季節都斃掉兩頭，讓全家一年都有肉吃，反正獵鹿許可證沒有鹿肉貴。這麼想吧，你在智取新的美國寡頭。對那些單種玉米大豆、包攬牲畜養殖的商農大亨，你既不用身體力行插手幫忙，也無需磨嘴皮子教唆慫恿，幾乎免費的肉就輕鬆到手啦。

開始行動吧，如果大規模商業穀物農田是一支長柄槌，你就在它的柄部開創一座花園農場吧。不需要多大一塊地，也不一定非得在農村。即便在城鎮，即便只有十分之一英畝地，你也能打造一個小小天堂，池塘和暖房樣樣俱全，甚至還能養幾隻雞。等到收穫時節，你都不敢相信小天堂裡的果實會有多豐碩！

買一塊種有樹木的土地，庇護自己，也讓野生動植物安身，木材還能為自家屋子供暖。如果身體或經濟條件不允許，那就買兩英畝塊什麼都沒種的「禿地」，栽上一片小樹林，不為收穫，只為娛樂。或者就把後院整成小樹林，看著小樹長大就跟園藝勞動一樣成就感十足。其實就算你把地晾在那裡什麼也不幹，大自然也會根據氣候因地制宜，把它調成林地、草原或者荒漠。世上就沒有閒置的土地，也沒有廢棄的農場，大自然總有辦法賦予它們生命。你會看到一場非常有趣的現場直播紀錄片，主題便是大自然的適應演變，直播內容年年月月都不同呢。

我很想知道，和我小時候相比，現在究竟多了幾隻東藍鴝？因為就連為東藍鴝搭鳥屋都成了時尚。我也很好奇，總體而言增加了多少鳴鳥？因為這麼多人都在他們的後院餵鳥。也許得益於人類幫助而增長的鳥類數量，等於或者超過了因人類破壞性活動減少的鳥類數量。沒錯，鳥兒確實會撞上我們高得離譜的大樓，但也別忘了鷹、貓頭鷹和煙囪刺尾雨燕（chimney swift）都已經適應了我們醜陋的大建築。我認為時至今日，不管是城市裡還是郊外，野生動物的數量應該都差不多。底特律有許多破舊房屋無人居住，給野生動物住就最好不過了。這座城市也在模仿大自然，學大自然隨機應變。它在曾經林立高樓大廈的地盤上闢出了幾百英畝地建農場。

人類對大自然所做的一切就像一艘朝著大自然挺進的無畏戰艦，看似無堅不摧，其實有不少漏洞。如果你找到了那些瑕疵裂縫，找到了與環境友好共處的位置，如果你開始為你的發現感到快樂，你會發覺你也獲得了些許大自然在面對逆境時的忍耐與平靜。有了這份忍耐與平靜，醫務人員幾乎就能向你保證你會活得更長久，而且這種長久還不會縮減你永生的壽命，一秒都不會。

18

活久一點的練習

Staying Longer in the Saddle

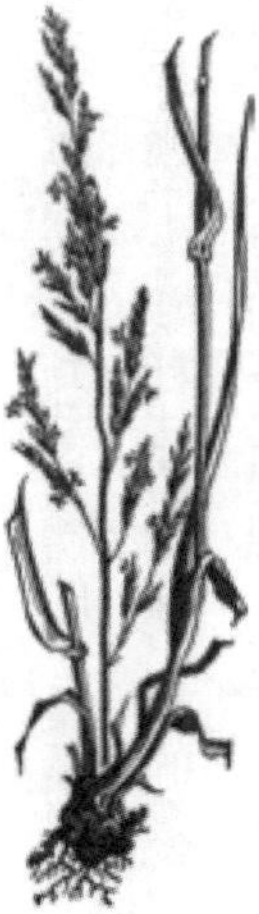

如果你能盡量推遲死亡的到來，你便邁出了走向永生的第一步，這一點不言而喻。如果你是個閒不住的老傢伙，還偏偏有花園農場，那你就得這麼做：能拖到明天的事情，今天打死也不幹。這條指導方針不光能讓你活得更久，還經常讓你效率倍增。就拿去年夏天來說，雞舍周圍長了好些藜，每當我想割掉它們（我們這些農夫管這叫「清理場院」），卻發現它們又長了六英寸。幾回下來，我乾脆不割了，我倒想看看這草究竟能長多高。呃，好吧，我給自己偷懶找了個說辭。它們長到了八英尺，有雞舍那麼高。我做了個小研究，雖然沒查到藜具體的生長極限，卻發現葉子用來做沙拉很不錯，給牲畜做飼料也好極了。藜籽比農場種出來的穀物更有營養，什麼禽鳥都吃，雞當然也算。我決定了，不管訪客怎麼想，我都不「清理場院」了。只要有人怪我沒把雞圈打理整潔，不像普魯士軍隊的前哨站那麼井然有序，我就會拱起眉毛，很虔誠地說這些破草在天熱的時候能為母雞遮陽避暑，還能為牠們擋老鷹。

藜籽成熟的時候，我不確定母雞到底有沒有吃它，不過我也還在餵牠們玉米，而牠們顯然對玉米沒什麼興趣。冬天來了，藜籽散落在積雪上。一群燈草鵐住了下來，吃起了藜籽。我推測還有些別的鳥兒也來了。終於藜的莖彎下去了，多半都埋在了雪下。第二年春天，雞舍周圍看起來就好像我在去年整個夏天都沒忘除草似的。怎樣，懶人懶到骨頭裡，懶人天生好處多。

但是種地要是這樣可不行。你得有嚴肅的態度和堅毅的決心，你得流汗，你得吃苦，你得要熬得住，還要肯付出。沒有這些照樣豐收，我可不太信。所以我並不想反對「一分耕耘一分收穫」的觀念。習慣了大半生的面朝黃土背朝天，老農夫或老園丁都會養成反射動作，手頭上一有活兒都會卯足了勁拚命幹。他們覺得慢慢吞吞或者遊手好閒都是性格軟弱的表現。成功的人都不願放慢腳步迎向晚年，而是繼續全速衝刺，卻對身體不管不顧。這麼做可不聰明。早睡早起也許會使人健康、富有又聰明，但也會讓人早早進醫院，從此臥床不起。

想在前線生存，高明的農夫或園丁必須懂得適度休息，在勞動時刻意放慢節奏。有時「職業道德」這個詞本身就自相矛盾。也許能讓本來只長一根草的地方長出兩根來是挺崇高的，但有時候長一根草就夠了。

保持耐心常常是長生祕訣的一個關鍵。有一次我就因為對「愚蠢的動物」沒耐心，而得了疝氣住了院。那些動物啊，實際上可比看起來聰明得多。我本想趕幾頭母羊過溪，可牠們不太想涉水，杵在那兒想別的辦法。我抓起一頭羊，硬生生把牠扔到了溪對岸。我幾乎能感覺到我的腸子裂開。

我及時幡然醒悟：得讓羊自己拿主意。我學著去哄牠們，讓牠們慢慢往下走到溪邊。然後我就坐在一根原木上思考宇宙奧祕。我基本可以確定羊群知道我想讓牠們涉過那條又淺又窄的小溪，但牠們希望能自願過去，而不是被我逼著趕著。我覺得牠們肯定得花上半小時才會自己想通、主動過溪，可對我來說，坐在原木上賞半小時鳥，總比躺在醫院裡看三天牆要好太多啦。

有時光是趕羊回穀倉，也得動用「思考人生」這一招。一旦你明白了羊的心理，這就變得輕而易舉。你先把乾草放進穀倉裡牠們的飼料架，把羊舍門關上，然後回家吃個午餐什麼的。等到羊兒們覺得是時候回穀倉了，就會一個個自己進穀倉。你晚點回來，悄悄溜到穀倉門邊，把牠們關起來，就這麼簡單。可是這對一個固執己見的人來說卻比登天還難，因為他覺得就得讓動物們聽從他的安排，不能任牠們隨心所欲。

還有一例：去年春天雨水特別多，我遲遲割不了牧場的雜草，結果羊茅都長成了齊腰的「密林」，密得我那台舊轉盤式割草機都啃不動。我心急如焚。雖說冬天拿羊茅放牧牲畜也還過得去，但我對羊茅沒什麼好感。所以我要趕緊除掉這傢伙，不然它就會結籽，將來還會和我想要的早熟禾、苜蓿搶地盤。可是現在我卻割不了它們。接著多年不遇的旱夏來了，所有牧草都停止了生長。難道我在夏天就得開始餵乾草了嗎？這時我注意到綿羊在高高的羊茅草裡蹭來蹭去，一點一點地吃羊茅穗。嗯。研究（也就是四處打聽）表明：沒錯，綿羊就是會吃羊茅籽。整個七月和八月牠們都在吃羊茅穗和粗糙的羊茅稈，有時牠們也能找到一點苜蓿和其他一些草來吃，一根乾草都不用我餵。九月下雨了。十月雨更多。羊群吃剩的老羊茅稈又老又長，連著些老葉殘穗折斷垂了下來。而地上又蹦出了早熟禾、新發芽的羊茅還有一些三葉草，一片生機。到了十一月，我的牧場竟然美不勝收，彷彿整個夏天我都在堅持除草。真是無心插柳柳成蔭。沒想到我將錯就錯，不僅省去了割草的工夫，還省了割草機的燃料和損耗。原來，想讓牧場看上去跟高爾夫球場一樣平整，除草根本不用這麼勤快，過去那麼些年我都在沒事找事做。

我想說，人們推崇「整潔」的想法，已經比「懶惰」給農場造成了更多的傷亡。我想起了住在我們這一區的一個老農夫，上了年紀還堅持修剪不再放牧的山坡和山谷，我們這些老農夫都愛幹這事。他把自己的牲畜全賣了，卻依舊保持除草的習慣，不為別的，只為「整潔」。每根雜草都得修剪，哪怕農場上較難到達的地方也不放過。一天眼看修整得差不多了，他卻發現了一叢漏網之草，就像釘子一樣礙眼，只要除掉，溪畔看上去就完美了。於是他把拖拉機開了過去，不料追殺野草的過程當中，拖拉機居然在溪邊翻了車，老農一命嗚呼。

我的一個密友也險些在一個陡峭的山坡上遭遇同樣的厄運。

「你當時為什麼修剪那個山坡？」我問他。

「得阻止灌木生長。」

「為什麼？」

「唔，它們會毀了我的牧場。」

「可你本來就沒把山坡那兒當牧場了呀。你現在又沒牲畜要養，未來也沒打算再養，不是嗎？」

「嗯，它們太難看了，全是刺。」

「你和我都知道，那裡也有一些小樹在長，最後那些樹肯定占上風。」

「是啊，可現在我看上去就像個很懶、很沒用的農夫。」

我無須再說下去了。

工作狂的另一種傾向就是認定這樣一條準則：如果「一點點」算「好」，那麼「愈多」就「愈好」。我不敢指名道姓，但確實有一些真實案例。

⸙ ⸙ ⸙

例一：兩個外地人初來乍到，也想加入當地的食品生產活動。他們決定自產雞蛋，於是在後院搭了個小小的雞舍，養了六隻母雞。接下來一切順利，所以增加到四十隻母雞。但他們沒那麼大塊地來養那麼多母雞，也沒那麼多吃的可餵飽母雞，更沒時間去賣牠們下的一堆蛋。最糟的是他們沒那麼多墊草來收雞糞。他們必須建一個更大的雞舍，必須開始購買飼料和稻草，而且如果他們當真想藉著賣雞蛋盈利，他們得養更多的母雞。可鄰居們已經開始抱怨了，說他們養雞養得臭氣熏天、蒼蠅亂飛——也許果真如此，但也可能是鄰居們的心理作用。兩位後院先鋒備受打擊，把雞轉了手。從那以後他們逢人便說賣雞蛋「沒錢賺」。

⸙ ⸙ ⸙

例二：一個滿是雄心壯志的園丁迷上了護根園藝。他請我到他的園地看看，給些建議。於是我去了。只見他在園地中央（園地大概有一英畝大），一些地方已經蓋上了約一英尺厚的舊乾草做護根。他的三個孩子都站在周圍耙地，看表情就知道他們根本不開心。我不知道該說什麼。我不想打擊他，但是給這麼大的園子鋪護根，換誰誰都不會開心，而且據我估計，這個時節就鋪上這麼厚的護根實在為時過早，大地都還不夠暖呢。我咕噥了幾句，大概說了這麼個意思，還提醒他這些壞掉的乾草護根下邊很可能藏匿雜草的種子。實際上我有一種強烈的預感，他的這番努力終將付諸東流，因為他把一切都做得太多、太快了。儘管如此，我還是盡量表達了對他的欽佩之情，讚賞他自己種糧食還能滿腔熱情。八月我再開車經過的時候，沒看到他期盼中的園子，只看到高高的「草林」。附言：他洗手不幹「園藝」了，他說他沒時間，據我所知，他的孩子們再也沒摸過鋤頭或耙子。

⚘ ⚘ ⚘

例三：一對夫婦搬到鄉下過「好」日子。丈夫在他們離婚後，承認妻子原來就對這個決定相當憂慮。搬來的第一年，丈夫開始大片大片地種豌豆、大豆和玉米，就像他說的「新領域試水溫」。他夢想著有一天能靠農產品生意賺錢謀生。不幸（又或許是萬幸），他還有另一份工作要顧，時不時得在週間離家出差。「我得照顧整個菜園，採摘加工也幾乎全是我自己包辦，」妻子說，「簡直是奴役。」

⚘ ⚘ ⚘

例四：以前有個新農民，壯志滿懷、難能可貴。他在鄉下置了塊地，投資了少量牲畜。他與上個例子那人一樣，也另有工作，大部分時間都在出差的旅途中。果然，他的牛羊天天往外跑，而他可憐的妻子為了把牛羊趕回破得都快散掉的圍欄，只得四處追趕牠們，身後還跟著兩個哇哇大哭的孩子。這就是典型的讓車拉馬，你也可以說是只顧養馬而不把馬棚修理好，反正都是本末倒置。

⸙ ⸙ ⸙

農耕與園藝事業半途而廢，多半因為當事人熱情有餘而體力不足。人到四十終於等來了實現心願的機會，尤其是做夢都一直想當農夫的男人，更不願坐失良機。他們有錢、有時間、有本事，也有幹勁。通常他們都有自己的事業或工作，所以只能在閒暇時打理農場，雖說斷斷續續，但一做起來就是很長時間，晝夜不分，週末也無休。他們覺得無所謂，因為他們就愛在自家園地裡幹活，那是屬於自己的小小樂園。我見過認識的人這麼個勞作法，只能深感敬佩。一次我忍不住對一個朋友說，再這麼下去他一定會害了自己，畢竟他的體力遠遠配不上熱情的高度。他只是一笑了之。可接著背就不行了，這回他再不情願也只能提前收手。不過腰痠背疼總比心臟病發作好，經常有像他這樣幹起活來不休息的人，心臟病一發，什麼都玩完了，白白釀成悲劇。

務農新手在成長階段一般都沒幹過繁重的體力活（我上小學的時候就得幹很粗

重的活了。豐收時，我要把一馬車又一馬車的小麥、燕麥和玉米鏟到貯存箱和飼料槽裡，所以我必須學會怎麼用勺鏟，否則一用就是好幾個小時，我會累得死翹翹的）。中年時他們激情澎湃地幹起農活來，卻不懂幹農活也有小訣竅——肢體槓桿用得好，省力不說，還能保護脊柱、腿腳、內臟和肌肉。農場裡總要搬些重物，可這些菜鳥卻不知道，很多時候這種重活可以輕幹，人體本身就有許多部位可以充當槓桿和支點。在穀倉裡堆乾草還不容易？俯身抓住繩子、拎起草繩，扔到已經堆了三層的草垛上去。嘿，看我多強壯。不過這股勁道可不夠用上一整天，而且不習慣粗重體力活的老人家要是也這麼個做法，麻煩可就大了。老手們都知道投放乾草時，雙腿膝關節、髖關節、脊椎骨和雙肩就能組成槓桿系統，運用得當，工作輕鬆還不傷身。例如堆乾草的行家要是打算一連做上很長時間，尤其是草捆又都超過了六、七十磅重，他就會用一個草捆鉤來提草捆。他先鉤住草捆一頭，把它提起來一點，讓草捆的另一頭還碰著地，再把鉤子往裡（也就是往草捆靠地的那頭）插進去些，直到離地還有草捆四分之一的距離，草捆也順勢立了起來。下面這部分就不容易看出來了。他會側身貼著直立的草捆，用一邊膝蓋抵住草捆下半部分大約中間的位置。

這樣他用草捆鉤和一隻手臂提起草捆的時候，膝關節就在另一面同時用力頂。膝關節聯合一同抵住草捆的髖部就充當了槓桿的支點，減輕了提草捆時手臂使出的力量，更重要的是，減輕了這個動作過程中背部需要承受的重量。而這一提一頂，給了草捆在空中運動的衝力，將它送到草垛上落下。操作熟練後，你使的力就能不大不小剛好把草捆投放到你想要的位置上，再不用把草捆在草垛上挪來挪去，這樣又能替背部和手臂省力。

耙糞肥也一樣，身體和耙子要組成槓桿和支點。糞肥都被牲畜反覆踩踏過，嚴實得很，如果你每次都猛然把耙子推進肥堆，又想直接把它抬起來，你的背早晚會受不了，而且一般只會早不會晚。不管是什麼東西，只要你得移動它，你就得時刻保護自己的肌肉和關節，不能任其承受全部的重量。首先把耙子滑順地推進層層堆積的糞肥下，不必深，大約四英寸就行。然後再把耙桿（也就是這個動作中的「槓桿」）向下壓。這時耙齒上的彎曲就成了「支點」。經過這些個動作，耙到的糞肥就鬆動了。可有時向下壓過耙桿後，還一定要再把它稍稍抬起來、往前推一推，這樣才能讓耙齒上的糞肥與底部脫開。這個技巧動作裡，耙齒尖又成了耙桿的支點。

打鬆了糞肥，就能雙手揚肥了。每耙起一耙糞肥，都要雙手持桿，這樣才能分擔重量，而耙子在空中停留的時候，握住耙桿中央的那隻手就是支點，然後雙手再把糞肥揮進撒布機。藉著這個動作產生的動能把耙，揮肥就能容易些。耙子到撒布機上翻面時，耙桿中央的手處在低處，仍舊充當支點，另一隻手把住的那截耙柄也仍舊是槓桿，從上向下稍稍使力，就把肥從耙上「撲通」一聲翻進了撒布機。整個耙肥的過程，身體沒一處會承受耙上的糞肥全部重量，尤其是背和腿。

體力與年紀此消彼長，我們這些老不休的還想幹活，只要槓桿用得妙，就能為肌肉補充力量。如果生鏽的螺母和螺栓咬得死，泡過「液體扳手」牌潤滑劑又用鎚子連續急敲，都沒能讓它們動一動，那就用扳手再試試，不過得把扳手手柄加長，套上個直徑兩英寸的管子增長槓桿。這種做法也可能有危險。如果管子太長，槓桿的力就會過大，結果只會折斷扳手柄，螺栓照樣紋絲不動。但只要你有一點點常識，動作溫柔些，憑藉尺寸合適的槓桿，一般都能把鏽螺母擰開，扳手也不會斷。

老農民還經常遇到另一個難題，那就是拔籬笆樁。如今幾乎家家都有一台帶液壓抓斗[43]的拖拉機，能省不少力。給籬笆樁纏上原木鏈，再把鏈條鉤到抓斗上，抓

---

43 液壓抓斗是透過液壓動力源為液壓油缸提供動力，從而驅動左右兩個組合斗或多個顎板的開合，抓取和卸出散狀物料的一種工作裝置。

斗一抬，樁子就從地裡拔了出來。但是如果你只有馬，或者你的拖拉機沒有液壓升降機，你還有個傳統的老辦法能用。找塊二乘六英寸的木板（得夠結實，比如橡木，否則會裂），把它靠在要拔的樁子離地四分之三高度的地方，在木板頂端切一個小凹槽。沿地面給要拔的籬笆樁底端纏上原木鏈，再往上纏繞抵著樁子的木板邊緣，最後繞到拖拉機拉桿或馬車前的橫木上。拖拉機或者馬匹輕輕一拉，木板就帶動鏈條把籬笆樁從底部往上拔，木板一拉直，鬆動的籬笆樁也從地裡拔出來了大半。

液壓傳動應用前，農場上更常見的是手動捲揚機[44]和絞盤。從本質說，這兩種機械都是用曲柄轉動捲筒，靠纏繞繩索或鏈條來提升或拽引重物，能應付的重量遠大於人力所能及。要是還有小馬達提供動力，絞盤的力量就更不可小覷了。

繩索與滑輪的各式搭配組合一定程度上都採用了捲揚機和絞盤的工作原理。拖拉機和液壓抓斗不可行的時候，我就用自己的滑輪組。例如為了保證我砍的樹倒在合適的地方，它們就得登場了，因為樹木落在繩索上總比砸在拖拉機上要好，沒什麼損失。

省力的絞盤或者轆轤在舊時還有個妙用，不過在今天，如果護林伐木是你田園

44 又稱絞車，用捲筒纏繞鋼絲繩或鏈條提升或牽引重物的輕小型起重設備，分為手動和電動兩種。

生活的一部分，它也依然好用，可以幫小拖拉機或小馬隊把大原木滾上運貨的馬車或者平板卡車。從地上架一些粗實的木板搭到馬車或卡車車斗上做承重板，給車子一頭繫上兩根繩子，把要裝的大木頭放在地上與車平行，再把剛才那兩根繩繞到木頭底下，繫到停在車子另一頭的拖拉機或小馬隊上。然後同時拉兩根繩子，大原木就能順著傾斜的承重板滾進卡車或貨車車斗裡，而拖拉機和小馬隊卻一點也不費勁，因為所有的重量都由地面和承重板擔著。

藉著下面的這個方法，我徒手就能搬動小型到中型的原木，屢試不爽。把小樹苗間隔三英尺排成兩軌（想想鐵軌的模樣），用鉤棍[45]或搬鉤把要搬的原木弄上「軌道」。鉤棍一把在手，老人幹活不愁。一旦上了木軌道，超大的原木都能沿著軌道滾起來，當然還得用鉤棍。如果原木和滾動的方向正好成九十度直角，那就先用鉤棍慢慢把它移到一塊木頭上，使那塊木頭頂著原木的中點，這樣很容易就能旋轉原木，調整滾動的方向。不用說，人老了還能用瘦胳膊小腿移動沉重的龐然大物，優越感急劇飆升。

就連一些小型建築也能這麼移法。有一次我想把一個小雞舍往山下移個幾百英

45 林業工人翻動木材的工具

尺，當時我還在神學院，有大把人手能幫忙（可神學院是研習《聖經》的地方，怎麼能用來折騰雞生蛋蛋生雞的事呢）。我們給雞舍兩條長邊底下釘了二乘八英寸的滑槽，然後往山下雞舍的新址方向鋪了兩條軌道（還是鐵軌模樣）。我們有一些很棒的圓桿，放在滑槽和軌道間作滾軸，就成了雞舍會跑的腿。撬雞舍一下，圓桿就骨碌碌滾起來，載著雞舍朝目的地衝去，《聖經》裡都沒這麼神奇的東西。雞舍跑一截就會打滑停一停，因為要嘛滾軸用完了，要嘛就是跑到了軌道盡頭。這時我們得用千斤頂把雞舍托起來，拾起它身後的滾軸和「鐵軌」再補上。雖說一路跑跑停停，我們好歹也把雞舍遷到了山腳下。只要滾軸沒用完，雞舍就會轆轆地全速朝山下奔，沒什麼比看這個更過癮的了。可如果我們把軌道一直鋪到山腳，雞舍肯定會跑得煞不住車，巨大的衝力會使它衝出我們的地界線，撞進別人家的房屋裡。

還有一次我要裝運一些直徑十四英寸左右、八英尺長的原木，可我只有一輛輕型小貨車。該怎麼裝上車呢？我又沒有一台前邊配著液壓抓斗的拖拉機。我只有一根約十五英尺長、三英寸厚的木梁。我在木梁的中點位置鑽了個孔，給它擰上了一個重型螺栓，固定在約四英尺高的臨時支架（支點）上。這麼一組合，木梁就變成了一個巨大的槓桿。我把原木一頭鏈到槓桿一端，然後把槓桿另一端往下壓，原木的這頭就被抬了起來，高度剛好高過小貨車車斗，而我可憐的妻子或兒子負責把小貨車倒過來。但原木的另一頭還在地上。我就鬆開原木已經裝上車這頭的鏈條，纏到另一頭上去，再使勁壓我的巨型槓桿。小貨車配合著再倒車，原木就裝上車了。我太自豪了。我把我的巨型槓桿叫做「海克力斯」。

給冬天的牧場送一捆乾草，一輛平底雪橇加上些許的雪就能輕鬆搞定。雪橇低，離地近，你不必費太多力就能把草捆滾上去。雪裡如果再帶點冰就更好了，可好得有危險。有這麼一個大冬天，一頭母羊死了（我說得沒錯吧，羊就是愛死），躺在穀倉後邊，不太雅觀，我得處理處理。可我不想在這種天氣發動拖拉機。我和孫子艾文就去溪邊的山丘上坐雪橇。回到小溪的這一路田野全是和緩的下坡地，可到了乘雪橇的山丘山坡斜入小溪那一截就陡直多了，相當險峻。雖說那頭母羊肯定超過了二百五十磅重，但獨自乘著雪橇在冰上的滑行卻挺順暢。等牠滑到陡坡邊緣的時候，我和艾文彼此對視，點了點頭。好。我們一起跨坐到母羊身上起飛囉。牧羊人的史冊裡都沒記載有哪頭死羊運動得這麼快。眼看很快就要撞上沿溪的柵欄了，再不閃人就只有死路一條啦。雪橇和死去的副駕駛繼續前滑，我敢說它們的速度上升到了每小時三十英里。雪橇撞到柵欄停了下來，但橇上的乘客卻沒停住，慣性使羊壓平了柵欄，繼續向前猛衝，撞到一棵樹才停了下來。就算之前這頭羊還沒死，現在也肯定沒命了。

要想在農場上生龍活虎地做到老，那就別跟起初的我一樣刻意迴避機械的幫助。那時我鄙視四輪機車，覺得它們在農田裡「隆隆隆」地開來開去擾了我的清靜，所以禁止它們在我的農場上出現。可孫子們卻和我唱起了反調，我拿他們又沒辦法。終於有那麼一天，在田裡四處走走，甚至走回穀倉，都成了對我體力的考驗。我也只好買了一輛「隆隆隆」的傢伙。坐在上面我連鳥叫都聽不見，可我覺得買它是我這輩子最英明的決定。

我正想說園地耕耘機也一樣好用，反常的事就來了。就實際耕地或犁地（也就是翻土和埋草皮）而言，耕耘機是比鐵鏟來得省事，可我意外發現耘地卻不是這樣。園子裡的田壟比較狹長，在園地裡開耕作機一壟一壟地耘，一次耘完整個園子，我這把老骨頭可吃不消，還不如每天拿把鋤頭耘上二十分鐘來得好受些。祕訣在於得有一把鋒利的鋤頭，鋤刃和鋤柄角度合適，這樣你在拿鋤耘地時，鋤刃才能水平擊中土地。舊鋤頭的設計總比新的好，有時你能在農場拍賣會裡低價買到它們。鋤頭始終不能離地太遠，揮鋤幅度也不能大。如果你看到有人把鋤頭高舉過頭，再猛地砸向地面，你就知道他們很快就得上市場去買機械耕耘機了。

今天有些倉庫裡堆滿了省力的器具，要是我還年輕，這些大多只會招我笑話。可如果你已經過了七十歲，那麼掘孔機和打樁機就還不錯，儘管我至今仍盡量不用它們。我打著自己的小算盤，等我強壯的兒子或是孫子把車開進了車道，我就遞給他們手工挖掘器。吹葉機呢我還只用在杜鵑鳥巢附近，不過我準備試試那種割草機的配件，它能自動把修剪下來的雜草葉片吸進袋子裡。假如我比現在有錢，事業又剛起步，我也要給人行道和行車道裝暖氣。不然老潔癖們就會在外邊忙著鏟雪，不鏟得心臟病發、暈倒在地，絕不善罷甘休，豈不可憐。使用吹雪機能好一些，但是要在寒冷的早晨啟動那該死的玩意兒，你也可能心臟病發哦。大多數時候，只要你等上一兩天，美國大部分地區的積雪都會自己融化。非要外出的話，老人家就得車技嫻熟，小心翼翼地把車開出覆蓋了六英寸積雪的車道，踩油門的腳必須萬分敏感又謹慎。如果積雪不深，雪地防滑輪胎就能對付，輪胎壓過的雪地再走就容易了。四輪驅動系統也大大提升了「永生」的可能性。要是你覺得自己買不起這種系統，那你就在車的後車廂裡裝上兩百磅的壓艙物，再練練腳踩油門的力道。不過，對養老一族來說，最好還是等天放晴了再出門吧。

19

獨自哭泣的祕密角落

SECRET CRYING PLACES

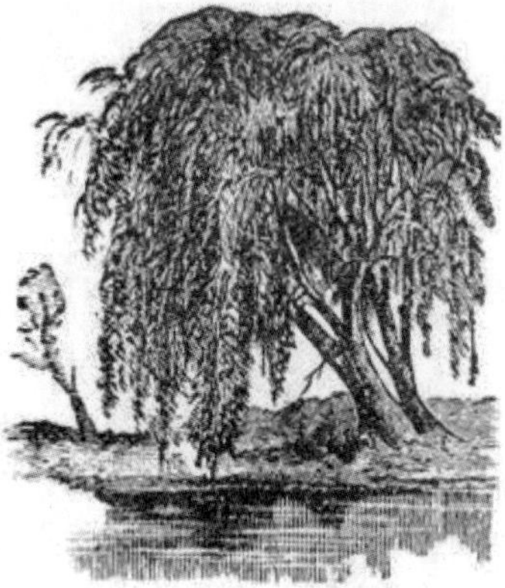

昨天孫子艾文參加了我們當地高中的籃球賽，就在比賽結束的鳴笛響起的關鍵時刻，艾文投進了制勝的一球。今天早晨，我和往常一樣從乾草堆上給下邊的綿羊扔乾草，剛好瞥見廄樓[46]的角落裡躺著一個籃球。我們都把它給忘了。它只剩一半的氣，旁邊的舊籃板和籃框全掛著蜘蛛網。也不知在過去的十年裡，我和老伴陪著孫子艾文和亞歷克斯在這打球度過了多少時光。望著癟掉的籃球，我想也許——僅僅是也許——正是因為那些年在穀倉裡的傳球、運球、投球，才有了艾文絕境四秒的投籃反擊。嗯，是的，想到這裡我已經痛哭流涕。

穀倉還是挺適合掉眼淚的，沒人聽見也沒人看見。像這樣隱密的寶地還不只一處，我時常躲在這些地方獨自哭泣。這些年來，我定期去穀倉感懷時光消逝，哭泣的原因說不清道不明，因為我憶起的通常都不是多傷感的事，例如兒子和女兒離開我們去組建自己的小家，天經地義的事，我卻哭了。我心裡想著也許是因為流逝的時光把我的小男孩和小女孩都帶走了，只給我留下了少年，少年又長成了男人和女人。小男孩和小女孩一「死」，就真死了，不像死屍還有生還的可能，死屍經過腐爛分解就會回歸生命，而他們的童年一去不返。

46 穀倉內存放乾草或其他作物的地方。

若不是得知許多人也有他們暗自落淚的密所，我也許不會寫這麼一章內容。我們都得躲起來哭，不能讓人瞧見。絕不能讓小輩們知道我們會哭，絕不可表露我們會傷感，否則孩子們會難過的。

年紀漸長，眼淚也愈加收不住。一首老歌就可能讓眼淚滾出來，半點預告都沒有。往昔舊時的老照片幾乎全是催淚彈。我第一次要找個地方躲著哭，是在母親去世的時候，那時她還很年輕。當年我們住在費城郊區，但我還是設法在後院找了個僻靜地，起碼表面上能遠離聒噪的人群。這個祕密園地的正中央是個破破爛爛的雞舍，是之前我用閒置建築材料搭建的。我就拿一個水桶倒扣，坐在桶上，誰都看不見我，只剩我們養的那些雞圍在身邊「咯咯咯」地鬧，還歪著小腦袋瞅我。這真是牠們的專屬動作，別的動物可學不來。想起母親總是唱著歌，我就哭得死去活來。有時咯咯雞們也會和著我的哭聲扯上幾嗓子，但我知道牠們那是在唱歌，不是哭，可牠們的歌聲卻幫忙撫慰了我。

孫子們還只是小男孩的時候，我就發覺更有必要找個可以偷哭的地方了。有一回我們像往常一樣步行穿過牧場，我們幾乎每天都上那裡蹓躂一陣，不同的是，這回我們漫步經過了被我叫做「骨場」的地方——我把羊的屍體留在那給禿鷲吃。那天「骨場」裡的兩具羊骨架抓住了男孩們的注意力。

「『死了』是什麼意思？」亞歷克斯問。他跪在地上盯著那兩具頭骨。他還不到四歲，我被他的問題嚇了一跳。我能說什麼？

「你現在看到的就是死。」我回答得直截了當，因為話就這樣溜出了口。沉默。我尷尬極了：這樣的小小男孩就得開始理解「死亡」的概念。但他什麼也沒說，只是看著那些骨頭，眼神不太對，然後站起身走開了。他平時的那股歡快氣息在此刻無影無蹤。

我自己還是小男孩的時候，卻對死亡有點麻木。那時我在讀小學，和同班同學共同經歷了不少殘酷的事，其中一件就是我們必須參加學校的唱詩班，為葬禮演唱。那個年代的天主教葬禮自始至終都縈繞著格雷果聖歌[47]圓潤低沉的拉丁輓歌，本身就足以讓人眼泛淚花。就那樣，參加葬禮成了我的例行公事。逝者的親屬朋友總是坐在教堂的長椅上哭哭啼啼，我卻變得完全不為他們的悲痛所動。我猜從事殯葬工作的人也和我一樣感受。我在想，是不是唱詩班的經歷為我提前做好了準備，使我

47 Gregorian chant，以教宗格雷果一世（五四〇至六〇四年）之名命名的中世紀聖歌，是一種單聲部、無伴奏的羅馬天主教宗教音樂。

更容易接受心愛之人的離世。沒錯，再多棺材也不能讓我熱淚盈眶。不像現在，一想到我的兩個小孫子還是這麼丁點兒大的小人兒便開始試著理解死亡的意義，我就淚如泉湧。

家鄉的小溪邊有棵高大的垂柳，我想獨自哭泣的時候可以藏身的另一個祕密角落就在那。垂柳的枝幹間有個大樹杈，我坐在上邊，周圍的田野盡收眼底，地上的人卻完全看不到我。看來這個地點選得還挺合用。第一次在那哭也是因為我的小男孩。我坐在樹杈上看著兒子在田間奔跑、喚他的小狗：「過來，達斯提，過來，達斯提，過來，達斯提……」他高聲呼喊，聲音忽高忽低，如此歡樂自在，而這聲音穿過我身邊的柳枝淡淡散去。突然可怕的念頭洶湧襲來，我才意識到他很快就要長大了。小男孩就要沒了，我的淚水奪眶而出。之後的許多天我都坐在垂柳上垂淚，耳邊依然迴蕩著他的聲音，彷彿這樹已經把它保存下來，就像錄進了磁帶一樣。

幾年前老柳樹被颳倒了。我當然很難過。我從小就認識它了，那時它生長的這片土地都還不屬於我。但接下來的事卻讓我毫無防備。我們帶著十幾歲的外孫女貝卡回去看那棵倒下的柳樹。她看到老樹平臥在地的樣子，竟一下哭了起來，還跑走不讓人跟著，真讓我措手不及。她不該這麼小就懂得自己需要可以獨自哭泣的祕密角落。

那時我還不知道小姑娘的心思。貝卡和兩個孫子不同，她沒在我們膝下長大，只是偶爾來探望我們，可她卻十分眷戀我們這片土地。她媽媽為她講了許許多多在那棵柳樹下玩耍的故事。後來她準備去讀大學的時候，隨口就說她希望她的孩子們也能知曉一處像我們這裡一樣的地方，因為在這裡，羊群和小孩都能自由自在地亂跑，哪怕只是跑上一會兒。想想這些，我就又得多掉些眼淚。

但是有件事我卻怎麼也不敢回憶，除非我在自己的祕密角落裡藏著，因為每憶一次我都會淚如雨下。那天我要啟程前往很遠的醫院檢查身體。全家都圍坐在餐桌前討論我的病，孫子們也能聽見。我們竭力輕描淡寫，可他們沒被騙過去。臨行前夜，我們相互道別，一家人繼續假裝我沒什麼大病，過幾天就能平安回來。我再三交代家人，我不在家可別忘了給雞餵食餵水，還有如此這般。第二天早晨，我和卡蘿裝好行李，準備驅車三小時去克里夫蘭醫學中心。剛要出發，我們就聽到路的那頭傳來了熟悉的「隆隆」聲——是艾文。他從他的父母家開著四輪車趕了過來，開了差不多兩英里。他要來再告一次別，他知道這可能是最後的告別。他還只是個少年，凡事都得靠父母，屬於自己的東西沒幾樣，更別說能自己獨立了。可他有四輪車，他能獨自開著來向我作最終的告別。

我們動身出發，他就在我們身後跟著，一直跟到公路邊。他最遠也只被准許送到這裡了。他在盡其所能陪伴我到最後一刻。後視鏡裡他的神色那樣孤苦，讓我難以承受。我不敢哭，否則卡蘿會挺不住。我咬緊牙關直到下巴發疼。那個定格在後視鏡裡開著四輪車的小男孩，從此便銘刻在了我的腦海，這份記憶總能讓我老淚縱橫。第二天我第一次聽到了這個荒謬透頂的消息：我可能要死了，我更是止不住淚水。我答應過他，我們還要在穀倉裡打一場籃球。

20

走在死神面前

Facing Death

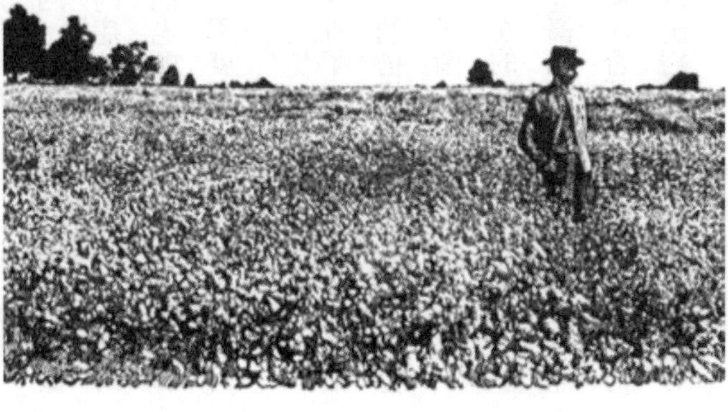

起初我以為只是年紀大了，體力一天不如一天，這種變化細微而緩慢。終於，就連走到穀倉的這點路，我都得停下來歇好幾回。醫生們發現我的右肺周圍有積液。一開始他們覺得可能是肺炎，但沒確診明顯的症狀。於是他們又檢查我的心臟和動脈血管。對一個貪吃了一輩子奶油和鮮奶油的老頭子來說，檢查結果還算不錯。這聽起來像是好消息，但如果我的心臟沒問題，那就只剩下另一種可怕的可能——癌症。

他們檢查了我的雙肺。也沒問題。接著又進一步檢查了右肺周圍的胸膜腔。最初也沒見到有癌症的跡象，但現在回想起來，感覺醫生們仍沒排除癌症的可能。接著是肺周的活組織切片檢查。從這個程序（沒人再用「手術」這個詞了）醒來後，我凝視著卡蘿的臉。啊，那雙眼睛，那張我注視過多少次的面龐，曾經總是寫滿歡樂。可現在她卻不得不告訴我這個壞消息，那一臉的憂傷比我得知自己罹患了癌症更令我痛心。或許我可以否認自己得了癌症，但我卻無法否認她的滿臉神傷。主刀的外科醫生面帶遺憾，卻也不失信心：「如果你相信自己夠幸運，我們通常還是有辦法對付這種癌症的。」

就這樣，我開始對抗癌症。聽起來有點誇大其詞，但其實我就是在那閒坐著，醫生們和護理師們全權負責所有戰鬥。我要先說些細節煩一煩你了，因為回過頭想想，我倒真希望能先讀讀這樣的內容。這段磨人的經歷沒我設想的那麼糟。第一件事就是要排出肺部的積液。外科醫生從我的脅部插入一根胸膜導管，護理師們教會我們具體的操作，每隔幾天就把多餘的液體排出體外。我們心裡都明白，這要堅持做上很長一段時間。醫生試著輕描淡寫地說，他有一個病人插著導管生活了兩年。哦。後來這個病人康復了，對嗎？沉默。這還用問，我可沒那麼傻。他死了。

最初護工們會來我們家確保我們會正確使用導管排液，但卡蘿通讀指導手冊後，也能獨立完成大部分的操作。我記得我們倆對排液都很樂觀，儘管還沒任何好轉的跡象，我們也總是說這很快就要結束了。果不其然，化療開始沒多久，那些液體就乾了。才短短兩個月我就能拔下導管了，還是在診間裡拔的，不痛，也不用打麻藥睡著——就「啪」一下，真的。感覺自己就像一個做苦工的奴隸被摘掉了鐐銬。我甚至有了勇氣相信我會好的。

化療前要從我屁股正上方的骨頭裡抽取骨髓採樣，看看癌細胞是否已經擴散到那兒。採樣只需幾秒鐘，疼痛也非常短暫，幾乎可以忽略不計。結果顯示陰性。放射治療就不必做了。

化療持續了六個月，每月一天。跟許多病人比，我算好過的。我原本還以為自己快死了，不由自主把一切都誇大了往壞處想，而事實上化療也沒那麼恐怖。就像我說的，恐懼才是最糟糕的。第一次化療剛開始，護理師就在她的迷你演講裡安慰我：「不舒服都是道聽途說，其實沒那麼難受。」她說得對，幾乎一點都不疼。接受化療後的第一天晚上是會發燒、噁心，但也比得到流感好受。護士為我準備的止吐藥我一粒也沒吃。兩片泰諾就把燒給退了。我的頭髮沒掉。我的胃口沒了，可飲食又十分必要，因為還得保持體力、控制住體重減輕。我從沒想過吃東西都能變成煎熬，但硬把食物塞下去還真是種折磨。不過另一方面，戒掉晚上的波本威士忌卻一點也不難，甚至一想起它我就要吐了。於是我的體重輕了，膽固醇低了，最後血壓也降下來了。我開玩笑說，被這些問題困擾的朋友不妨嘗試嘗試化療。化療後的第三週，噁心感會逐漸消失，所以到下一次治療前，我會有大約一週的時間接近常態。如你所料，如果沒食欲就算是化療最讓我痛苦的事，化療顯然沒有我原本擔心的那麼可怕。就連渾身無力也沒讓我覺得有多難熬。當你身體虛弱得走不了路的時候，起身坐著都是奢侈。而我不只是坐著，我還坐著寫作。

每次化療會持續五小時左右。我喜歡獨自在單人病房裡接受化療，但後來也習慣了到那些大病房去。人多的時候，一間病房會有十幾個病人同時化療。剛開始暴露在眾人面前還讓我很不好意思，但我逐漸學著跟其他病人聊聊天，或者靜靜看著他們，坐上幾小時也沒那麼乏味了。細細觀察病房裡也有許多故事。共同抗癌使我們有了革命情感，這也成了我們集結的口號。但最重要的還是我這個幸運兒在化療時能有體貼的妻女陪著。她們硬是乾坐在那裡熬過了幾小時，可活潑積極的樣子讓人感覺我們都在等著宣布好消息，彷彿我會拿個普立茲獎什麼的。護理師們對病人總是關懷備至，脾氣又好，有她們在，心情舒暢多了。我總是靠開玩笑來掩飾我的恐懼，而她們開起玩笑來個個遊刃有餘。

幸好女兒珍妮一家就住在克里夫蘭，這樣我才方便安排在克里夫蘭醫學中心的治療，而那裡的醫術眾所周知。治療前和治療後（如果必要的話）的晚上，我們都可以住在她那兒。為我治療的醫生全是超級好人，對病人特別關心，協助他們的護理師也都是如此。我患的是濾泡性淋巴瘤，我的主治醫生是這方面的專家。我一說自己快死了，他就溫和地斥責了我。他確信他能使癌症得到控制。所有護工都全心地對待我們，每次化療前都來看望我、與我交談，仔細察看我的各種狀況。這樣的會面不像醫療檢查，倒常常有種臨時聚會的氛圍，信不信就由你囉。一旦醫生、護理師們了解到我們喜歡幽默，他們就讓我們一直大笑，我們有時也能讓他們笑個沒完。要問從整個癌症事件上學到了什麼，我一定會說幽默永遠是最好的藥方，而且還會傳染。如果你很幽默，你的醫生、護理師就也會對你幽默，這幾乎和藥品一樣有助於身體康復。

好吧，這麼說確實誇張了些。治療癌症其實讓我見識了今時今日的醫療水準有多先進。他們向我體內注入了兩種液體，其中一種液體含有我叫做「小蟲」的東西，因為我老是忘記它的正確名稱。「小蟲」在我的血液裡小步疾跑，像一群獵犬追捕兔子那樣追殺癌細胞。我無法想像要投入多少腦力、財力，才有了這項研究成果和許多其他的抗癌新技術。癌症不再必然是死亡之吻。聽到人們嘲笑公費醫療制度，我也只能不敢置信地搖搖頭。當今社會人們享受到的醫療服務可是一筆巨額帳單，一個人再富有也無法憑其一己之力支付所有的費用。我們每個人都該貢獻自己的一份力，可就算這樣，我也不明白萬一將來活著不死的美夢成真，每個人又該怎麼分擔支出的費用呢？

克里夫蘭醫學中心可不是一般地大，像我這種大部分時間都待在樹林裡離群索居的人，在這裡只會感到不安。我們把車駛到其中一棟大樓的入口時，就像停在了一個豪華酒店前。還好有女兒珍妮開車，大城市絲毫嚇不倒她。車輛成群結隊湧來，到處是人，還有各類助手和服務員。他們有的疏導交通，有的幫助病人，必要時提供輪椅，或是指引人們前往各種診室單位。我感覺自己像隻闖進象群的老鼠，牠們知道我在腳下，就都很小心生怕踩著我。每天成百上千的病人蜂擁至此求醫問藥，而整個系統竟能掌控自如，真是不可思議。入口的工作人員和接待人員也很令人詫異。他們幫病人掛號報到，記錄病人的醫療保險等資訊。我大吃一驚，因為我曾無知地以為在這類崗位上工作的人，你知道吧，智力都很一般。可是等我看到他們如何把接踵而至的病人妥善安置到各自所需的治療室或醫生的診間時，我才知道頭腦一般的人幹這個可堅持不了兩個小時。大概就在我第四次到同一張桌子報到的時候（注意，離上一次已經時隔一月），我站在那裡排隊，感覺自己就像一隻蛆，身邊還圍著一群蛆。一個接待員抬起頭來喊了一聲：「嗨，洛格斯頓先生，你今天好嗎？」她每週要接待成百上千人，可她居然記得我的名字。「妳究竟怎麼辦到的？」我問她。她只是微笑著說有些人會比其他人難忘。後來我做了一番調查，才知道這其實是她為單調工作增添一抹亮色的方式。顯然她有過目不忘的本領，而且還練就了點能把人名和面孔搭在一起的記憶技巧。她名叫麥卡。敬妳，麥卡，妳為我黑暗的日子注入了一小束美好的亮光。

化療前總要驗血——我把這叫「放血」。如今把針頭刺入靜脈抽血或者對靜脈進行注射都很平常。但老在同一個地方扎針，靜脈血管也受不了。所以對於需要多次靜脈注射的病人，通常最後都只能往他們下巴正下方的大靜脈裡插根導管或開個口給藥。如果要頻繁打針的話，這種方法還是比較可取的，我這種情況看似就沒必要了。儘管如此，靜脈注射還是成了整個治療裡最讓我驚慌失措的環節。卡蘿說那是因為我是個大寶寶。但血管的舒張程度隨扎針部位的不同而變化，有些護理師也總比其他護理師扎得好。有些時候我會被護理師扎上兩次甚至三次。於是我便學乖了，要是護理師第一針扎偏了，我就裝冷靜、裝無所謂。其實那時候護理師和我一樣不高興，不過如果我能保持鎮定，還能說說笑，那她通常第二針就能扎準了。

血一抽好就即刻送去做診斷，有時我還要做X光或身體掃描檢查，然後我們才與相關的醫生及他們的工作團隊會面。給忙碌的醫生看診時，我就做好了長時間閒坐乾等的準備。我不是很介意就這樣等待，因為醫生終於來了以後，還是會好整以暇地和我聊聊天。這就是他們遲到的原因，他們對所有病人都一樣。

珍妮總把筆記型電腦帶在身邊，這樣我們就可以查閱我的辦公郵件，需要即時處理的就趕緊回覆，然後再查查我的部落格，讀讀最新的讀者回應。能跟上工作進度既讓人寬慰，又能讓時間過得快些。我還可以在等候期間看看電視自娛自樂。要是在平時我也不覺得看電視有什麼有趣的，但那段時間正值共和黨提名總統候選人，所以他們就上演了一場我在電視上看到最有意思的鬧劇。直到今天我都要感謝他們每一個人提供了這麼好的笑料伴我度過難關。

即使見了醫生和他的團隊，得知了驗血及掃描、X光檢查的結果，我也還不能化療，我還要在寬敞的大廳裡等候更長的時間。那裡有拼圖，總是被等候的病人或他們的同伴拼來拼去。當然大廳裡也有雜誌和報紙可以讀。有塊區域還有音樂家演奏樂曲。真妙。可是幾乎人人都選擇用智慧型手機來消磨時間。我突然想到，這個時代的博物館門可羅雀，他們就該把展品擺進大醫院和機場，這些地方的人有得是時間，等候是常態嘛。但接著我又想起來，人們現在用智慧型手機就能看完博物館的展覽了。我們生活在怎樣的世界啊！

終於，一個向來都很和善的護理師把我領進了化療室。護理師們也很歡迎卡蘿和珍妮的到來。這對我來說是個非常重要的細節——醫院允許一兩個家人陪同進入化療室。有卡蘿和珍妮在身旁，克服恐懼就容易多了，更重要的是，妻子和女兒總能以絕對專業的精確度提供關於我的每個問題的答案。我依賴她們。我容易自動屏蔽醫學詞彙：描述我病情的專有名詞、我的藥丸、他們給我的化學藥品等所有廢話，我統統不願想。我假裝只要不學這些語言文字，我就不必承認我病了。

等我舒舒服服地靠好在病床或沙發椅上，化療第一步就正式開始了。我會先吃一粒藥丸或來一針苯海拉明[48]，它們會讓我變得昏昏欲睡，然後再吃兩粒止吐藥和兩片泰諾。他們總會給我準備水或果汁，鼓勵我多喝一些。接著就是靜脈注射。很

48 Benadryl，此處指鹽酸苯海拉明注射液，主要用於急性重症過敏反應，可減輕輸血或血漿所致的過敏反應和手術後藥物引起的噁心嘔吐等等。

快護理師會拿來一袋藥液，掛在床邊或椅子邊像是帶輪子的衣帽架的東西上。袋子裡的液體冰涼。護理師們會檢查再檢查，彼此核對了相關資訊之後，再與我核對，確保東西百分之百沒弄錯。這麼多病人要接受化療，她們必須極其謹慎。我想想，去年一年，我至少對她們報過五千次我的生日。

液體從袋子裡滴了下來，沿著輸液管進入我的身體。我看著液體一滴一滴的。打點滴的這隻手臂都變涼了，因為那液體就是涼的。要是覺得冷，化療室也提供毛毯。往往在化療過程中，苯海拉明就開始見效了。我不僅昏昏欲睡，還比平時更絮叨。有些病人一化療，大部分時間都在睡，我就沒那種好運了。大部分病人化療時會看書，而我緊張得連書都看不下去。

第一次化療時，護理師們一直在我身邊轉，比後來化療時要留心得多，畢竟初次化療無從預知病人的個體反應。我的身體接上了各式各樣的監測器，監測血壓啦、血氧含量啦，諸如此類。護理師們不停問我感覺如何，而我自視身為男性，就傻不拉嘰地死要面子活受罪，明明已經感覺不舒服了，還執意裝出一切好極了的樣子。第一次化療期間，我的手臂疼了起來，直到疼得我實在受不了，她們便即刻採取了行動，停止輸液，讓我挪動身體做種種調整，一邊也沒忘訓斥我，怪我沒讓她們知道，哪怕是一丁點的不適。有好幾次我的血壓都低得令人擔心，他們讓我平躺下來才有所好轉。我學會了對血氧含量的數據做手腳。他們在我的食指上夾個小東西來測血液中的含氧量。正常的數值應該在九十七上下，所以只要我暗中吸進大量空氣，我就能把測量結果比方說從九十四提升到九十六，這樣就過關了。可是我這麼做……嗯，有點瘋狂，畢竟測量終歸是為了得到準確的數值。另外我一點也別想糊弄住護理師們。瘋老頭的腦袋瓜裡能想到的那些個歪招怪癖，她們全都見識過了，而且要是你讓她們開口講話，她們可都不比出色的單口相聲演員差。

帶輪子的衣帽架對我這樣的老農民來說，真是超級成功的技術，治療所需的零星物件全都雜亂地掛在上頭。它還自帶電池，不插電也能正常輸液，電池又耐用，那些小裝置光靠它就能正常運轉很長時間。我還可以站起來，把這可移動的衣帽架當拐杖用，細心地掛好所有的管子，我就能從容地上洗手間去，完全沒問題。

有時候由於輸液軟管折到了，或者由於其他多種技術之神才知道的不明原因，藥液會停止往下滴，小裝置會「嘟嘟」響，當然我也開始驚慌失措。也許我的身體已經停止了正常運轉，死亡迫在眉睫。可過了一會兒我才發現，這東西和以前與我打過交道的機器一樣，沒人摸得透它們的倔脾氣，無論如何，它都會時不時發作起來「嘟」幾下。然後護理師馬上會過來處理妥當。有時「嘟嘟」聲不過是提醒護士一段輸液快結束了，她需要加快滴液的速度。我的手邊有一個小小的按鈕裝置，必要時我就按下呼叫護理師。不過「嘟」聲聽多了以後，我也不怕了。

我得講個故事。在第一次手術或者說「程序」前，醫生想弄清我到底是什麼毛病，我呢，自然是被麻醉得睡著了。但睡著前有個階段，病人會是半睡半醒的迷糊狀態，而且還變得非常健談，尤其像我這種本來就饒舌的人，話就更多了。所以那次程序前，我覺得自己必須告訴滿屋子的醫生、護理師和勤務員：我寫了本書，名叫《神聖的糞便》（*Holy Shit*），而且那時的我覺得這本書超級好笑。向所有人宣告完這個重大歷史事件還沒多久，我就睡著了。當然我也徹底忘了這段小插曲。大約一個月後，我又在手術室裡了，要做第二次「程序」。我看看周圍的人，想展示展示我並不害怕。這次的佯裝鎮定我最漫不經心了，端著一副架子，我對他們說，有些人看著眼熟。我也說不出為什麼會覺得那個樣子讓我比較酷。但有位醫生故意從房間那頭大聲說了句話，所有人都能聽見。「是啊，你就是那個寫了本屎書的傢伙。」一哄堂大笑。再醒來，這便成了我記得的最後一件事。

克里夫蘭醫學中心裡面和周邊不只有各種店舖，還有各式餐館，這樣我呆坐著數藥滴的時候，卡蘿和珍妮就可以時不時出去透透氣。有時我在化療過程中就能吃點東西。不知什麼奇怪的原因，我竟有點迷上了巧克力牛奶。

每過半小時，輸液的速度就會增加，所以後半袋會比前半袋滴得快。再沒什麼能比靜脈滴注的速度慢了。只要它能每秒滴四滴，而不是每秒滴兩滴，我的心情都能好起來，神奇吧！第一袋輸完，我還要掛上另一袋不同的藥液接著輸，步驟和第一袋一模一樣。直到這時我才明白什麼叫「時間靜止」。好在不管怎麼樣，一期治療總會結束。身體再虛弱，我都能走出大樓上車。實在不行我也願意爬。

有時候，特別是前兩期治療結束後，我們回到珍妮家，我的感覺很好，享受珍妮做的美味大餐都沒問題（每次化療後持續的噁心通常要等到大約第二天才開始）。我又一次感覺自己能和家人待在一起是多麼幸運。我可以更加了解女兒珍妮和外孫女貝卡，而卡蘿也能在家人的陪伴中得到安慰。她與珍妮和貝卡可以好好地待上很長一段時間。傳統文化說有個慈愛的上帝在天堂注視著我們，但是有人不相信，我喜歡對這樣的人說：我就是證據，這樣的上帝或許真的存在。

雖然我的身體狀況看似在好轉，體內的癌細胞也在減少，但我仍要面對這個嚴峻的事實：我的確正面臨著死亡。是，我們所有人都在面對死亡，但現在它真真切切地來到了我面前，不再只是假設。很久以前我還沒得癌症的時候，我就已經做好了心理準備，所以我不怕死。經過多年的深思，又經歷了我在前面的章節裡講述的這一切，現在的我堅信，各種有關死後來世的宗教信仰，都不過是無稽之談。我不想批評或者貶低持有這些信仰的人——我知道許多瀕死之人都從中得到了撫慰——但我的思想已經過了那個階段，那種慰藉對我而言毫無意義。我已經發現了另一種看待這個過程的方法。我一旦死了，那就是死了。不省人事。我不會去天上什麼奇怪的地方，也不會在那兒還能看到或感知到生前的世界，因為我愛的每一個人還在那裡生活，我免不了會為他們牽掛。死，忘卻生前的一切人情世故，並不可怕。這樣想才有種欣慰。我嘗試向有信仰的人解釋這個想法的時候，他們聽著聽著表情就變了，絕望又微妙，然後他們就開始設法避開我。

然而與死亡狀態和解只是完成了一半的戰鬥，我還不能坦然面對死亡的過程。與親朋好友訣別，感受他們看著我死的痛苦，這一切我都還無法做到心如止水。但是虛弱、噁心、食欲不振、性慾減退、視聽能力下降以及沒完沒了地看醫生，都使「死」這件事不再像我年輕時感覺的那樣恐怖。大自然自有辦法讓人們做好迎接死亡的準備。我開始理解祖父說的話。他說對於那些和他一樣有幸活到九十多歲的人而言，死亡真是種解脫。我也明白了那段時間他時常對我說的，要想理性又樂觀地看待死亡這整件事，「活一天樂一天」的心態就不錯。那樣生活確實能給人帶來某種樂天知命的釋然。在年輕人眼裡，未來才是全部，可未來在很多時候會讓人心生恐懼，因為未來的一切都不可預知。就老年人而言，他們卻只有今天，明天也許又是新的一天，但他們只要專注於當下這個唯一真正存在的時刻，就能得到一種滿足。人應當學會珍惜當下的點點滴滴，這才是老少皆宜的幸福祕訣。

21
給大自然的情書

One More Spring

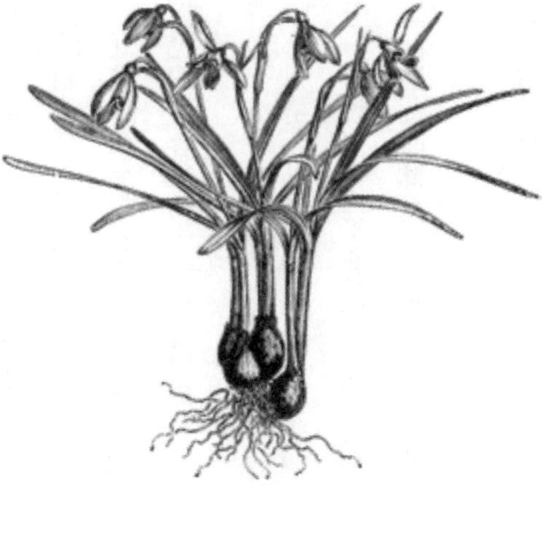

癌症得到了緩解，或許已經全好了。誰知道呢？春天又來了，我想像自己也得到了重生。我不知道該如何看待自己。我已經做好了赴死的心理準備——如果可能的話——可現在又得到緩刑，我至少還能多活一個春天，活上好幾個春天也說不定。不管是知道自己患了癌症，還是發現自己的癌症得到了緩解，我都沒什麼激烈的反應。我只覺得自己的靈魂出了竅，彷彿一直盤旋在空中看著我的身體，如同一隻禿鷲凌空注視著一頭病羊。我似乎快成了自己的身外之物，一個身處異鄉的異客。

我曾說年輕人眼中的未來真真切切、引人入勝，只是有點讓人害怕。而我這個老頭全無未來可言。沒有未來的生活該多沒勁兒呀，可說來也怪，我卻沒覺得有多空虛無趣。不必分神憂心未來，我便能心無旁騖地面對此時此刻。「現在」就是我的一切。

這種看待人生的新視角還有一個好處，那就是感覺更自由。我不必再像以前那樣提心吊膽，擔憂自己對科學或宗教的獨特見解會惹惱他人，並招來憤怒的報復。我也不用害怕會丟了工作，因為我已經沒工作了。我不競選公職，也不想贏得人氣。

我老了，不在乎別人對我還有幾分尊重。什麼都不在乎的老人家可能會成為社會的危險分子唷！

既然沒什麼未來，我也就不再有心思爭論什麼話題了，這可是我曾經最愛的消遣。我現在才明白，讓辯論茁壯成長的沃土只存在於經過頭腦巧妙編織的虛構文字裡，不在真實的天然世界中。我真真切切地沒有時間做這種事了。我甚至開始憎惡對峙，它只會攪擾我的安寧，使我無法專注於心外的世界，而許多真正未知的事物還在那個世界裡等著被發掘。我體會到一種心智上的解放，這種感覺類似於身體擺脫了性慾的困擾。年紀輕一點的人就得不斷對抗性慾的折磨，每逢性慾發作他們都心煩意亂。

出乎意料，科技上的進步竟也在為毫無未來的我卸下生活的重擔。我對生活有一大興趣，那就是證明只有食物自由才能實現政治和經濟自由，放棄食物獨立、依賴奴隸和非永續機器來獲取食物，是社會倒退、文明衰落的基本原因。若要驗證這種觀點，唯一途徑就是得更細緻地研究以往社會文明的衰亡史。我們眼前的這個世界滿目瘡痍，衰落的文明廢墟簡直比比皆是，而人們正想辦法用電子技術復原這些遺跡。最近探險者在中美洲和南美洲的叢林中（確切地說是在宏都拉斯）發現了城市的遺跡，其規模與複雜程度遠超預期。裝載光學雷達（簡稱光達）的飛機只需在密不透風的叢林上空低低飛行，便能找到並繪製出這些「新」遺跡，不出數日就能完成在陸地上耗時數年的工作。光達和其他電子手段的運用表明電子時光機這樣的東西也成為了可能，我們能比之前更詳細透徹地研究過去，然後將所得經驗用於指導未來。假設研究結果證明，就是因為我們輕視食物，認為它的存在理所應當，才使得現今聳立在城市中愈來愈高的摩天大樓，總有一天也會倒塌，四處滾落的殘骸會像那些古老的廢墟一樣被層層密林包裹，人們會作何反應呢？光想想這些可能似乎就夠讓人激動的，而秉持這份純粹的執拗，我都能再多活幾年。

無論未來科學在發明時光機這方面會做出什麼事來，我都決心拚盡每一分力氣，從每一個轉眼即逝的瞬間吸取最大的驚奇與歡樂。這樣生活也變得如同從前一般光采奪目、令人興奮。我仍會時常哭泣，但那是品味珍貴回憶所帶來的甜蜜悲傷。我最愛的歌曲裡有一首是諾維・考沃的〈我會與你再見〉，我不停唱著歌中的幾句詞，我的境遇已經賦予了它新的深義：「我會與你再見，每當春天再出現。」

一月

才一月份，我就已經思量著再次享受春天了，這可是大自然偉大的復甦季。我凝望著窗外地上看似死去的棕色東西，或者有時候地上是看似死去的白色東西。我的心悲痛地向我宣布：生命的一個真相就是死亡。但接著它又反駁說，死亡的唯一真相是生命。我哼著「我會與你再見，每當春天再出現」，彷彿我的心已不再屬於自己，儘管這首歌的最後一個詞是「再見」，我還是要哼著它回答我的心。我要觀察大地的更迭新生，盡我所能，細緻入微，小小新意，大大歡欣。

究竟冬至後多久春天才算來了呢？一月的時候我就已經在樹林裡發現了小墩小墩的綠苔蘚。為何之前那些年我都沒注意到呢？也許過去我太忙著憂心未來。我小小研究了一番，發現這些苔蘚其實在十二月就開始變綠了。大自然從未完全死去，只是在寒冷時節減緩了生息。更新才是常態，死亡不是，死亡只是更新的第一步。

我開始好奇牧場池塘的最深處在冬天是個什麼情況。我把帶柄的塑膠壺繫在一根長桿上，做了個長柄勺，用它從池塘表面的冰洞裡把塘底的水舀了出來。那水裡竟有形形色色、幾乎用顯微鏡才能看見的小蟲和植物！生命沒有停歇，只是隱退了一些。魚類、烏龜和青蛙們都在淤泥底下，多多少少處於冬眠狀態，倘若人類頭腦清楚，也會這麼做。人們卻在冰凍的水面上，用曲棍球棒互相打來打去。

房屋後稍避嚴寒的角落，水仙與雪花蓮從融雪的地面探出頭來，即使一英尺外便是積雪。看起來真不可思議。寒冷天氣一來，它們必會喪命。

廚房窗外落到餵鳥器邊上的鳥兒們，沒展現出任何跡象，表明現在是死亡的時節，只有金翅雀（goldfinch）穿上了牠們為寒冬準備的褐色西裝，若是陽光明媚的夏日，牠們會換上鮮黃的運動服。冠藍鴉總愛對小一些的鳥兒逞威風，紅腹啄木鳥（red-bellied woodpecker）一來，就把這些橫行霸道的傢伙打得落荒而逃，看得一旁的我喝采歡呼。不過這對小小鳥們來說都無關緊要。五十雀（nuthatch）和絨啄木鳥（downy woodpecker）會飛快地衝進餵鳥器裡搶種子吃，那些霸道傢伙都來不及橫加阻攔。紅雀（cardinal）是唯一彬彬有禮的來客，牠們甚至能謙恭嫻靜地讓小小的樹麻雀和山雀在牠們身旁一塊用餐。白冠帶鵐（white-crowned sparrow）只在地面被積雪覆蓋時才現身，可我不知道沒有積雪時牠們吃什麼，讓我有點耿耿於懷。家朱雀（house finch）就太常見了，不過總比家麻雀好，家麻雀總是把屎拉到露台欄杆上，別的鳥兒都沒拉那麼多，我都不大歡迎牠們了。但說來也怪，與其他鳥兒相比，通常家麻雀在人類眼皮子底下活動的機會要多得多，可牠們對人類卻極存戒心。要趕走一群家麻雀，我只需輕叩窗戶，牠們就「呼啦啦」地飛走了，其他鳥兒卻還留在原地，想弄清楚是哪來的聲音。或許和人類的密切關係使家麻雀心知肚明，我們人類是大自然最大的威脅。

簇山雀（tufted titmouse）回來了，能看到牠們真好。牠們失蹤了一年，我們還擔心是不是大自然又在哪兒失了衡，奪走了牠們。然而大自然再一次展示了它保持平衡的能力，多多少少總能回到原點。不是保持平衡，是壓蹺蹺板，時高時低。

二月

二月終於來了，辭舊迎新的跡象也多了。野生黑樹莓的細莖發出復甦的信號，精采壯觀、獨樹一幟。微暖的天氣已經持續了一段時間，每當雨後突然灑下和煦的陽光，那些莖條便閃耀著誘人的淡淡紫色。真沒想到雪花蓮抵住嚴寒活了下來，現在的氣溫已經超過了攝氏十度，逐漸消融的積雪邊出現了仍緊閉的白色花苞。不遠處，菟葵的莖微微彎折，頂開土壤露出地面。水仙根本就按兵不動，不過它們已經長出來的綠色花尖也沒喪命。

到了晚上，樹林裡的大鵰鴞（great horned owl）唱起了求偶的情歌：「呼呼呼呼……」這可是我心中春天所發出的第一個聲音。紅雀不甘示弱，一大早也唱了起來，好像已經到了五月似的。難道牠們揮揮翅膀就能感覺到白日漸長？還是從大鵰鴞那兒探到了線索？

積雪漸漸融化，牧場也變得白一塊棕一塊的，像安德魯．衛斯的畫。解凍時間到了。雪融冰化，一切進行得悄無聲息，卻與大鵰鴞的含糊低鳴異曲同工，分明都在歌頌春天。可接著便又下雪了。火爐裡燒著木柴，爐邊的我蜷作一團，享用木柴帶來的溫暖，思索木柴的生死。生時它年復一年地將陽光儲存在自己的纖維裡，可是要慶賀這多年的收藏，它又必須在所謂的死亡裡才能釋放所有溫暖。生命就此熊熊燃燒，哪怕漫天風雪。

天氣還是很快就暖和了起來，所以雖然下著雪，樹液也仍在向上流動——取暖的木柴後繼有望囉。現在是採集楓液的最佳時機。上流的樹液比日曆更能昭示春天的來臨。林中的居民都知道，楓樹的「初液」才能製出最好的楓糖漿，而這「初液」得在天氣還沒暖和到使楓樹冒出新芽時就要採收。黃腹吸汁啄木鳥（yellow-bellied sapsucker）們第一個等在了餐桌邊。我已經沒力氣去採樹液了，但我知道怎麼在親戚朋友面前裝可憐，他們會去採來做成糖漿送給我們。從樹上採下沒幾天的糖漿是最美味的。有一次我還異想天開地想出了一套理論——採下的樹液無須加工就是上等的春季補品，因為富含大地深處的礦物質，精純無污染。要是我喝得夠多，可能到了九十歲也還能盜上二壘。於是有一天我大喝特喝，結果肚子「嘰里咕嚕」地讓我直奔洗手間，那速度倒真夠我跑到二壘了。我們這片地區常用描寫樹液豐富的形容詞「sappy」來做貶義詞，形容人「愚蠢」，難道這個詞就是這麼來的？反正我又一次違背了古老的智慧：凡事適可而止。想到這裡我就好奇，人類的基因是不是也能調整一番，讓吃什麼喝什麼都只能適可而止。也許孟山都和聖誕老人一樣，還真能帶來好東西。

三月

三月初沒見著什麼大甦醒的動靜，我卻感受到了春天的氣息。走著小道去取信件，太陽明顯比十二月暖和，儘管溫度計上的溫度還是沒什麼差別。踏上草坪，草皮有了彈性，鬆鬆軟軟的，告訴我地裡已經沒了冰霜。莫非溫暖還能給我力量？現在的我竟然可以一口氣走到信箱再走回家，還不感覺累。

樹林中白色的積雪一塊接著一塊消融，最後大地全變成了土壤的棕色，這一切光看著就讓人舒心。我繼續觀察，等待著第一抹春綠。皇天不負苦心人，穀倉庇護的幾處角落，早熟禾的小葉子正沐浴陽光而生長，雞群也發現了，狼吞虎嚥地啄了個遍。我蹣跚走到牧場，看到羊群也在樹林南面發現了新生的早熟禾。這使我想起牧草專家們錯得有多離譜。他們看不上早熟禾，僅僅因為它在乾旱的八月會休眠，就覺得用來做成牧草不賺錢。可現在就在其他牧草和苜蓿都還呼呼大睡的時候，早熟禾已經在為牲畜提供食物了，還不用我自己動手種。早熟禾是大自然慷慨的饋贈。

一天早飯時，卡蘿發現林中有隻奇特的鳥兒。她驚訝得倒抽一口氣，一把抓起了雙筒望遠鏡。原來是隻黑啄木鳥（pileated woodpecker）「咚咚咚」地在一棵死了的鱗皮山核桃樹（shagbark hickory）上啄個沒完。牠把樹皮一條條地往下撕，露出了朽木。為了找蟲吃，牠又把朽木啄成了乒乓球大小的團團塊塊扔出來。這種特殊的生物我們以前只在我們的小樹林裡見過一次，牠像烏鴉一樣大。

又過了幾天的一個早晨，我們發覺有對條紋鷹（sharp-shinned hawk）掠過樹梢。憑藉多年經驗，我們知道牠們很快就要築巢了。可這回我們事先得到了牠們從南方回來的消息。早在條紋鷹出現的前一天，烏鴉們就大聲喧嚷了起來。烏鴉認為自己有責任擾得老鷹不得安寧。如果你想舉行一場有效的抗議大會，那就聘用烏鴉吧。經過一個冬天，烏鴉們已經認定小樹林歸牠們所有，而這些後來者正在摧毀牠們的安全感。奇怪的是，在更高空飛翔歸來的禿鷲卻對這些鬧哄哄的示威者全然置若罔聞。

老鷹們一定特別餓，因為一隻老鷹甚至想從我們眼下把一隻松鼠給抓去。我們目睹了整個滑稽的過程。那隻老鷹棲在落到地上的一根樹枝上，忽然向身旁不遠的松鼠猛撲了過去，可牠的進攻有點敷衍。松鼠看上去也不害怕，若無其事地並腳跳開了大約十英尺遠，然後一副很鄙視的表情坐在那兒「吱吱」地叫。我肯定牠說的全是松鼠家族最最尖酸刻薄的罵人話。這二位就這樣來來回回把這套小動作重複折騰了好幾遍，每次結果都一樣。也許老鷹在練習，等新生的小松鼠從窩裡鑽出來，就能把牠們逮住。也有可能老鷹只是在鬧著玩。

三月帶來的還有一項我最愛的差事。過去大約一年時間裡，我一邊砍柴火，一邊把剩下不要的灌木收攢成堆，現在要把它們都燒掉。以前我覺得周圍留些灌木堆還不錯，可以保護野生動物。後來發覺果真「不錯」，木堆準能為你招來兔子、土撥鼠、浣熊和負鼠到你的園子裡撒野搗蛋。誰叫牠們都喜歡安全的灌木堆呢。既然我們身邊大部分野生動物都已量多為患，那就不需要再保護牠們了。而且灌木堆也有自己的辦法超標繁殖。

我專挑沒風的那些天來燒灌木，這樣火星或燃燒的葉子就不會被吹到別的地方，引起不必要的大火。但是有點微風也能幫忙吹猛火勢、引燃木堆。灌木堆周圍的地都濕漉漉的，我用不著擔心火會蔓延開來。我把報紙捲起來，用來點燃灌木，然後我就坐在一個倒扣的五加侖桶上看火、做白日夢。長年跟著我的乾草叉就放在手邊，必要時就用它把火堆外側的枝條推進去一點。主幹柴堆燒完，再把火堆邊緣沒燒到的「細枝末節」撥到炭火裡。說不清為什麼每次進行這件事都會讓我特別平靜，除了我不用出什麼力就能舒舒服服變暖和之外。出力的事交給火就行。有時隨著枝條燃燒，水分蒸發，火堆會發出唱歌般的聲響。貓咪們躡手躡腳地溜到我身旁，學著盯著火焰，一心等著老鼠從火堆裡跑出來。老鼠沒等著，卻有一隻兔子蹦出來，貓頭鷹、老鷹或者郊狼的晚餐有著落了。就連綿羊也來周圍遊蕩，嗅來嗅去的，這倒提醒了我，牠們需要一捆新鮮的乾草。最後母雞們也穿過樹林尋了來，來了也不忘用爪子翻翻落葉，找點什麼小東西吃，完全忘了這還是早春。聽到火焰的歌聲，牠們也歡快地唱了起來以示回應。這時一陣「窸窸窣窣」的撲翅聲突然出現在附近的樹叢裡，接著那兒便傳出了大合唱，「呱呱呱」、「咯咯咯」還有「呼哧呼哧」的哮鳴聲重疊交匯，無不向我通報紅翅黑鸝（red-winged blackbird）從南方回來了。紅翅黑鸝才真正標明了春季開始的第一天，比春分還要準確。牠們讓我想起了那種音痴合唱團，合唱時，團裡的每位歌手一唱開就熱情洋溢得忘乎所以，從沒發覺自己的音符與別人的不太協調。但是由於鳥群歡樂喜慶的表演整齊劃一，牠們的演唱聽起來幾乎就跟羅伯蕭合唱團[49]一樣和諧。

四月

四月，穀倉不見了。年年如此。穀倉和我們住的房屋之間有片小樹林，林子裡的樹抽新葉了，開始長得慢，月底就快了。樹葉把穀倉一遮，再見到它就是秋天了。大甦醒現在是真來了。我們拿出鋤頭、割草機、耕耘機和種子，各就各位。這樣一旦土壤夠乾，或者草夠高，我們就能趕在鄰居們前邊有所行動。我們這是在踐行美國文化。雖然田地和園子在月初時都還很潮濕，到處是水，但以過去的經驗來說，土壤在下半月的某陣子會變得乾燥回暖，那時就能抓緊有利時機種早玉米了。種商業作物的農民把這稍縱即逝的「某陣子」叫做「機會之窗」。我不是真得在那裡守著，等機會打開它的寶貝窗戶，我只要舒舒服服地靠在安樂椅上聽就成。我們這片地區，只要動土的時機一到，田裡四處都會響起大型拖拉機「隆隆」的轟鳴聲。拖拉機之歌與二月的大鵰鴞情歌一樣，都屬於春天的樂章。農夫們的自律讓我很是詫

49 Robert Shaw Chorale，由羅伯．蕭創辦於一九四八年。這支專業的合唱團在其二十年的經歷中，曾於美國四十七個州和世界二十九個國家進行了廣泛的巡迴演出，並錄製了大量的唱片，名重一時。

異。他們有這麼多地要種，本該比誰都下地心切才對，可他們還真沉得住氣，不等到土地百分百就緒，絕不爭先恐後躍出起跑門柵。他們知道，要是過早翻耕我們的黏土，結果只會造成土壤結成硬塊的大災難不說，種子還不怎麼發芽。我花了許多年才學會克制，即使在園子裡也不猴急。現在上了年紀，沒了年輕時的爆發力，你會覺得等待也變容易了，更何況我又知道，五月種的玉米無論如何都會比其他時間的玉米好。賣玉米種子的銷售員力薦四月種玉米，其實是想讓農民朋友買更多的種子，然後重新種一遍。

但是我情不自禁。也許這是我生命的最後一季，我想趕在街坊四鄰前頭第一個種出玉米，帶著玉米謝幕退場。去年種馬鈴薯的那片地就很適合播種，先前已經施了大量腐熟糞肥與堆肥，到四月二十三日也乾得差不多了，至少前年長過馬鈴薯的那些田梗子頂上總夠乾了吧。也許我能賭一把，等玉米長出來，我就把馬路那頭的兄弟姊妹們都甩在了後頭，這還是我在這裡種地多年以來第一次呢。我成功地鋤了地，並耙出很不錯的苗床，雖然每隔幾分鐘我就得在椅子上休息一下。管它的，春天都來了，萬事俱備。

可是播種後連續三夜接近冰點的氣溫，把種子發芽的渺小生機也給毀了。玉米粒從不在冰冷的泥土中發芽。噢不，還是有兩粒發芽了。我又等了十天，期待更多的玉米芽探出頭來窺視大地。毫無動靜。我挖出種子一看，它們才剛剛有點膨脹就腐爛了。

現在周圍人人都把玉米種上了。我又多種了兩行。為了省錢，我用的是舊種子，以前我也這樣。可我的一個姊妹言語之間暗示我是笨蛋。於是我就慌了神，又新買了種子，種上了兩行。不過第二次播下的舊種子我也還留在地裡，就想看看結果怎麼樣。果不其然，兩種種子萌發新芽的長勢都很好，因為現在的土壤已經夠暖和，種子都好發芽。當初要是我耐住性子，等到種商業作物的農民們播種時再行動，我的玉米就會和他們的一樣有兩英寸高了，不像現在才剛冒芽。以後就會有民間諺語這麼說：「大拖拉機響，玉米播種忙」。

到了月底，花園裡、牧場上、樹林間、果園中，無處不是繁茂的景象，草木青翠欲滴，人們忙忙碌碌。卡蘿也忙得不可開交。我拖著椅子一拐一拐地跟在她身後。雨停的間隙，我們見縫插針地種了早豌豆，種了一些馬鈴薯、洋蔥小鱗莖和蘿蔔，還把萵苣栽到了冷床[50]裡。能照舊按自己喜歡的方式生活，我滿是歡喜，而且我沒有停止學習。種馬鈴薯和豌豆的那兩塊地，上一年夏天就已經厚厚地鋪上了陳年糞肥和樹葉，現在這層護根大部分都變成了上等的堆肥和腐殖質。我沒在田裡駕著耕耘機推來推去（我幾乎沒體力做這件事），只是輕輕地鋤一鋤或者耙一耙表層的土壤，然後就播種——這比把耕耘機開出來輕鬆多了。我在想後現代技術會不會回歸採用設計精良的手工工具，而擺脫使用成本高昂、製作又複雜的機器呢？

春雨蛙「唧唧」叫，牠們一哼曲子，鳥鳴合唱也要開始了。民間傳說雨蛙一叫，第二天就會下雨。又一個迷思。小蛙蛙叫是因為牠們喜歡。有一次我們把一大株盆栽植物搬進地下室，一隻春雨蛙就跟著進了屋。牠喜歡音樂，只要古典樂（尤其是貝多芬的樂曲）在收音機裡一播，牠就會跟著唱起自己的歌，才不管外邊是什麼天氣。我們這裡地處中西部，每三天就會下雨，就算不下雨，雨水也在路上，所以用人類蹩腳的邏輯進行抽象思考的話，任何聲響都能視作降雨預報。現在這些小蛙蛙幾乎每天都唱，唱唱停停，歇夠了再接著唱。當然了，春天嘛，雨也差不多是下一天停一天。我特地仔細聽青蛙到底是怎麼叫的。牠們相互聊著天，卻沒說會不會

---

50 cold frame，又名陽畦，是利用太陽光的熱源在一定範圍內有圍框及透光敷蓋設備下，創設適宜苗木生長溫度的一種苗床。由於沒有人工加溫設施，所以稱冷床。

下雨。我就坐在露台上聽著，頭上屋頂的排水檐溝裡，一隻蛙率先發話了。附近的櫟樹上隨即傳來了答話聲。第三隻蛙也趕緊從林地邊緣的一棵山核桃樹上加入了討論。不一會兒，整個樹叢都炸開鍋似的爆發出歡呼聲，青蛙放開嗓門吶喊的熱烈勁兒，絲毫不輸觀看職棒大聯盟球賽的粉絲。如此巨響竟出自這般小生物，實乃奇觀。

雨蛙開唱沒多久，蟾蜍就推開土鑽了出來。牠們在林地下的土壤裡睡過了冬天，現在要啟程趕赴牧場池塘，那是牠們出生的地方。書上說牠們每年都會回到出生地。牠們有記憶，腦袋瓜可不像人類想的那樣遲鈍，雖然牠們不寫書也不競選公職，但也不笨。這樣醜陋的傢伙竟有一副好歌喉，又是一個奇觀。我也開始每天去池塘一趟，直到不久之前，池塘還因為被冰雪覆蓋而顯得毫無生氣。蟾蜍們不縱情於聲則縱情於色，兩隻、三隻或者四隻，一隻趴在另一隻的背上互相抱合，我猜牠們很享受很心醉神迷。難道是這般迷醉的興奮感催生了音樂？這不就和人類差不多嗎？

紅花槭開花了。紅翅黑鸝正好在那兒為它們喝彩加油。不久我們就聽到了歌帶鵐的鳴叫。在我聽來，人類的歌喉永遠都無法唱出那樣美妙的樂曲。接著第一輪野花慢慢長了起來，彷彿從地裡滲出來似的。雪花蓮也開了，比不久前覆蓋過它們的積雪還要潔白。隨之而來的是菟葵，給單調的草地畫上了一塊塊明黃。蒲公英才剛長出花蕾，嫩葉能拌出可口的沙拉。現在我要找羊肚菌（morel mushroom）。我猜想樹林裡有這麼多被光蠟瘦吉丁蟲殺死的白蠟樹，它們的「屍首」底下一定長了許多這種美味的真菌。想得美。老前輩們說樹根還要再腐爛一年才會長出菌類。這讓我又一次想到，一種生命的腐壞並不意謂死亡，是生命以另一種形式重生。

天氣回暖，水仙、葡萄風信子、藍鈴花、獐耳細辛以及荷包牡丹紛紛爭妍，一下子竟把花都開好了，真是神奇。早些年我們種了點小植物，如今生長繁殖都完全不用我們插手，非要說幫忙的話，我們也頂多是幫著學懶一些，它們不成熟我們就不除草。我在雜誌上讀到的一篇文章竟抱怨起水仙來，說它們正變成農場上的入侵植物！有些我們沒種的品種，比如唐松草（rue anemone）和野生天竺葵，也全是自己冒出來的。有一陣子我以為我們失去唐松草了，今年卻發現樹林裡的小路邊又長了那麼一小片。早幾年，它的堂親櫟林銀蓮花（woodland anemone）也自己來到了樹林裡，但是後來又消失了。野花們來來去去，把我都弄糊塗了。植物學家們說野花的種子能在地裡躺上若干年，時機成熟就會生根發芽。若非如此，還能怎麼解釋白花堇菜（書上叫加拿大堇菜）的事？它們突然就在後院長了出來，還長得遍地都是。莫非它們是從加拿大一路南下而來？還是乘著精靈的翅膀飛行至此？裡頭的道理即使無關植物知識，也富含哲理，而且似乎還很明晰。大地不是埋葬屍體的墓地，而是一間等候室，所有生命都在這重整旗鼓、蓄勢再發。

今年還有一件令人激動的事。之前媒體反覆報導蜜蜂會死光光的壞消息，可我們又見到了牠們。等你也老得沒有未來的時候，你會比之前更厲害，一眼就能看出哪些人有被害妄想症。後來卡蘿找到了牠們的藏身之處。儘管和人類一樣飽受疾病與化學污染之苦，蜜蜂們卻在人類沒有協助的情況下，在野生蜂巢裡又熬過了一個冬天。我感覺與牠們特別親近。可能蜜蜂也有牠們自己的癌症，也要抗癌。菟葵開花的第一天，牠們就來到花叢間嗡嗡飛舞。早些時候的一個暖日，我用鏈鋸鋸開一棵大樹，因為它倒下來橫在了路間，擋住了去穀倉的路。蜜蜂也全都來湊熱鬧，牠們要舔浸透了樹液的鋸木屑。

五月

春天姍姍來遲，四月還來不及展示其鼎盛風姿，就被更加壯麗的五月壓過了風頭。就我而言，一年裡最精采的便是五月——第一週有大黃卡士達派，最後一週又有草莓和鮮奶油。五月的第一個徵兆是山谷中的百合，輕揚的芬芳從餐廳窗外的田野飄進了屋。就算五月即將結束，我照樣聞得出——野葡萄花的清香沁人心脾，別的花香可沒這麼宜人。整個五月姹紫嫣紅，我喜不自勝。這麼多年，我不僅養花種草，還收留野生植物，現在它們像是為我盛大收場，討我歡心。只不過我知道來年還會有這場絢爛多彩的演出，不管我還在不在。

大花延齡草（great white trillium）超越了自我，我又從它們身上學到一課。一些地方已經把這種野花列作了瀕危物種，所以我想把我們的小樹林變成一個能永遠保護它們的地方。它們的白花很大，不像野花，更像是家花。在林子裡的處女地裡種大花延齡草並不難，只是長起來很慢。我在三處地方分別種下了一株大花延齡草，十年過去卻沒什麼增殖的跡象。好不容易在它們開始蔓延時，鹿發現了它們（怪就怪在同是延齡草，長在附近的紅延齡草卻不招惹鹿群）。夜裡我把一個五加侖的桶子罩在最好的一株大花延齡草上，才把它救下。卡蘿也在其他的植株上噴了些能把鹿趕走的液體。可能這東西還真有效，但是那些沒噴的植株聽天由命，竟也一樣欣欣向榮。許多小幼苗開始出現了，就在最初那三株草的周圍。這個春天很多「草二代」都開花了。去年被鹿啃掉頂梢的第一批植株也開花了，每株六朵。大自然的韌性再次令我迷惑。基於我不了解的原因，今年鹿就不大去騷擾它們了，三處種植點每處都至少有十株草開花呢。此外大花延齡草還在蔓延，到處都有它們的子孫在向外冒，多得不得了。這種稀有的瀕危物種擴散起來就跟加拿大薊（Canada thistle）一樣！

我從其他區域了解到，林地裡的鹿太多會把整片林地的野花全糟蹋光。我們這裡的鹿顯然還沒多到那個程度。經常會有三五頭鹿閒蕩著經過我們的園子和房屋。牠們幾乎什麼都啃：果樹葉，甚至討厭的野薔薇、加拿大薊還有酸模，牠們全都小口小口地啃個沒完，似乎是要補償之前偷吃我們的「好葉子」。牠們簡直想嘗遍百草，連番茄葉子也要試一試，但牠們還真是「淺嘗輒止」，每種就吃那麼一點，不過也許玉簪花（hosta）是個例外。牠們以前曾對本地原產的耬斗菜（columbine）大啃特啃，都快啃光了，而現在這種野花也遍地都是。

野花蔓延之迅速令人驚嘆。最初幾年基本沒太大動靜，可是過後到處都有新生的花株。花荵（Jacob's ladder）從兩棵植株延展成了半徑為二十英尺的一塊地。水葉草猶如病毒一般擴散，我都害怕它會變成惹人煩的雜草。可它這麼漂亮。原本我對血根草（bloodroot）發芽已經快不抱期望了，因為我在幾年前種下的那兩株血根草死得一點也不剩。結果今年草坪上那棵高大的白樺樹底下居然開出了三朵這種寶貴的花。能發現它們還真是幸運，因為血根草的花通常只開一兩天，要是沒有花，我都不會留意到葉子。不過它們是從哪裡來的呢？我記得自己沒在那兒種過任何血根草。要我說，一定是林中精靈種的。科學也許不錯，但有魔法便足矣。

五月前我們都不太能修剪草坪，所以房子周圍的草地已經長了厚厚的一層金色的蒲公英和紫色的紫羅蘭，美得我們都不想除草了。修剪整齊的綠草皮也很美，毋庸置疑，在許多情況下還不可或缺。假如我們真的一點草也不除，樹苗就會蹦出來，兩年之內就能長到四英尺那麼高。這可是經驗之談。有時我們覺得大自然是一個綠色怪物，要是我們不反抗，大自然隨時都能把我們吞掉。

但是如同對人世間所有的好東西那樣，我們對修剪草坪地熱愛過了頭。在美國，草坪的占地面積比商業作物還大，它還是事實上的頭號灌溉「作物」。每年我們會為超過四千萬英畝的草皮支出三百億美元。同樣是噴灑農藥，那些屋主給每英畝草坪用的量，是農民給每英畝莊稼用的十倍。而那些住在郊區的房主卻裝模作樣地指責農民，怪他們污染了水源，真是作賊的喊捉賊，還有比他們更厚顏無恥的虛偽之徒嗎？為了修整草坪，我們得燒八億加侖油，統計學家還說，我們每年光是為割草器械加油，都能白白灑出一千七百萬加侖。如果真是如此，我們都超過「埃克森瓦迪茲號」[51]了，它才漏一千萬加侖油而已。這一筆筆開支花得都很冤枉，因為那些修剪後大多被丟棄的「廢」草其實都是「寶」。世界人口不斷增長，很大一部分人因為糧食不夠而餓得半死，而那些草卻能為人類產出不知多少蛋、奶、肉和糞肥。

擁護者們說草坪比空調更能調節住宅區的空氣。它們當然會比私家車道和停車場更能吸收雨水，而且還有許多別的好處呢。但是新報導又說，草坪下的土壤平均溫度比農田土壤溫度高，這種溫度高的土壤比玉米田向大氣排放的二氧化碳還要

51 Exxon Valdez，一九八九年三月二十四日，油輪「埃克森瓦迪茲號」擱淺，二十六點七萬桶（共一千一百萬加侖）的油洩入阿拉斯加威廉王子海峽，造成美國有史以來最嚴重的漏油事件，也是世界上代價最昂貴的海洋事故。

多。多麼卑鄙的攻擊，屎盆子都扣到最神聖的聖牛[52]頭上了。我們的草坪都可能正在引起氣候變遷。

霸鶲又在穀倉的房梁上築巢了。牠們很會選地方，安家的位置總能讓貓咪們「望巢興嘆」。可是這些小鳥怎麼就知道選了個好地方呢？我可以站在鳥巢下，我只差不到三英尺就能搆著它，但鳥媽媽不動如山，除非我突然做個什麼動作或者發出個聲音。原來牠也知道我不會傷害牠。

東藍鴝落在靠近餵鳥器的露台欄杆上，有時也會棲在附近的櫟樹枝上。牠們不是在找葵花籽，據我觀察，牠們從不吃那玩意兒；吸引牠們注目的是草坪。只見牠們忽然衝到地上，抓起一隻小蟲，就往不遠的一棵山核桃樹飛去。那棵樹快死了，但樹上有個洞，牠們已經在那裡築起了巢。先前五十雀和椋鳥也看中了那個樹洞，我們藉著雙筒望遠鏡觀看了牠們解決「地產糾紛」的過程。我不敢肯定為什麼東藍鴝贏了這場爭奪，但我覺得牠們是借用了鷦鷯的小把戲。我們總在露台底下掛一個空葫蘆，鷦鷯竟把它給占了去。牠們用小嫩枝把空葫蘆填得滿滿的，這樣一來只有牠們才能扭擺著身子鑽到最深處，順理成章地把蛋產在了裡頭。我相當肯定東藍鴝

52 印度是世界上養牛最多，也是對牛最崇拜的國家，大部分印度人信奉印度教，認為牛是繁殖後代的象徵，所以印度教徒對牛（特別是對母牛）非常崇敬，視母牛為聖牛。此處作者藉「聖牛」（Sacred Cow）的內涵喻指草坪神聖不可侵犯。

一定對山核桃樹耍了一樣的小把戲。五十雀有樣學樣，成功把附近一棵黑櫟的樹洞變成了自己的新居，椋鳥屢屢來犯也沒搶得過五十雀。

現在已經是五月了，從南方越冬歸來的鳥兒們讓我們摸不著頭緒。首先是蜂鳥。這些小傢伙不僅能夠識別路途，千里迢迢飛回來，還知道要以嬌小的身姿飛到窗邊「撲撲撲」地拍一拍，提醒我們是時候把糖水餵食器掛出去了。牠們是如何做到的呢？這些小小鳥的小腦袋瓜還真靈光，和蟾蜍一樣也有記憶，每年春天蜂鳥都用這種方式和我們溝通。我們把餵食器掛好了，牠們就不拍窗戶了。我不得不暗自思忖，所謂的沒有理性思維能力的動物，比我們飛得高，比我們跑得快，比我們嗅覺靈敏，比我們眼光犀利，就連遠處的輕微動靜也比我們聽得清晰。從我們住的房屋出發到穀倉是將近一個足球場的距離，每當我要去穀倉的時候，這邊我剛關家門，那邊羊就聽到了聲音，馬上開始咩咩叫。既然所有的知識大概都先從感官獲得，那麼是否有這個可能：人類以外的動物所擁有的知識、檢索到的資訊以及積累的經驗，都更為精鍊，而這一切「理性」人類連想都想不到，更別說還能實現？

接下來造訪的是橙腹擬黃鸝（Baltimore oriole），最喜歡吃柳橙。再來便是猩紅比藍雀（scarlet tanager），我們總能在樹林裡看到牠們，牠們專挑大樹落腳，但從不攀高枝，非低枝不落。接著褐彎嘴嘲鶇（brown thrasher）來了，牠們不停挑戰嘲鶇（mockingbird），想跟高手賽一賽誰更善於模仿，可怎麼也贏不了。後來周圍大樹的樹冠全都「嚶嚶嗡嗡」地響了起來，那是遷徙性的鳴鳥陸續報到了，假如不用雙筒望遠鏡，我們都看不見牠們。這些鳴鳥多半名不符實，因為牠們的歌都唱得不太好，但是色彩斑駁陸離，堪稱驚豔。我都不敢相信自己和大自然同呼吸共命運地度過了半生，現在才知道我們五月的樹林滿是會飛的寶石。

微風和煦，鳥啼婉轉，花香馥郁，色彩繽紛。五月的美與五月的生命是如此讓人難以抗拒，我的所有感官都被重重包圍。我要伸出雙臂擁抱它們，將它們緊緊攬入懷中，高聲喊：「停！」我要五月就此駐足，永不離開。可是我現在明白了，正因大自然日月兼程、瞬息萬變，五月才會再來。也正因變化永恆，永恆才不變，永恆寓於變化間。平靜吧，狂躁的人類。若想參悟永生，必先接納死亡。一株水仙伏落，我站著看了許久。曾經亭亭玉立的水仙，如今只剩殘軀平鋪於地，葉子由翠綠變成乳白、再由乳白變成棕褐，花莖在陽光下呈現金黃色。這植物對三月的霜凍不肯妥協，使我大受鼓舞，又在四月吐露花蕾，嘲笑春寒大勢已去，就連現在這般奄奄一息地舒展在地上，也自有一番楚楚可憐的美麗。不過也只有我在那兒憐來可憐去的。水仙不是死，只是與往年一樣，歲歲回歸大地，來年再為四月裝扮。

六月

每年如約而至的還有我的「完美日」，有時在五月底，更多是在六月初，今年就是六月四日。要成為「完美日」必須達到嚴格的標準。六月四日這天，天氣暖得剛剛好，少一分嫌涼，多一分嫌熱。太陽也出來了，不過這是雨後的太陽，頭一天的那陣好雨恰巧才將大地潤透。園地和田野都已鬱鬱蔥蔥。我們及時除完草了。鳶尾田鮮花怒放。蚊子、鹿蠅和汗蜂還沒開始成群亂飛。我沒有要去的遠方。草坪都已修剪完畢，再不會有發動機喧鬧著撕扯我的耳朵。但還有一個必不可少的要件，我得等到晚上那個至關重要的細節，「完美日」才實至名歸。夜幕降臨，萬籟俱靜，風也躲好了，只剩樹林裡的樹篩著斜陽。接著「完美日」的點睛之筆來了：清透的畫眉鳥之歌穿過低枝在林間迴響，清澈純淨。

六月我開始留心靛彩鵐。與自然界的大多數生物一樣，這些深藍色的小鳥可能會非常靠近人類的房屋，而我們卻沒注意到。直到牠們在菜豆架間築了巢，也就是到了我們眼皮子底下，我才意識到牠們來到了這裡避暑。今年六月我坐在豆架邊的椅子上休息，豆藤剛開始爬豆桿，來了一隻靛彩鵐，輕快地在豆桿間飛來飛去，好像在勘察地形。莫非牠知道這些豆藤日後會長成遮掩鳥巢的好屏障？還是僅僅湊巧罷了？

整個六月，大自然生長的步伐只是稍微放慢了一丁點兒，但卻十分引人注意。大甦醒接近尾聲了。露台旁邊的那棵大果櫟上，一隻鶲鳥在滑稽搞怪，我充當了牠的觀眾。每個漫長的午後，牠都落在一根大樹枝上乘涼，偶爾衝出來捉蟲子。或許牠覺得無聊，因為有一次牠衝出來捉的是一片往下落的樹葉。還有一次牠虜獲了一隻相當大的昆蟲，回到樹枝上又把蟲子放了，放了之後又再去追趕。

梓樹的白花開得太密，把奇怪的大葉子都快藏了起來，白花凋落時又如白雪覆蓋大地。我刻意不去看，我不願想起白雪。牧場上的庭菖蒲小巧秀麗，只是來去太匆匆，一不留神就錯過了。它們是最後報到的春天的野花，不過也許有人不同意。大自然裡沒有「最後」和「第一」之說，只有一個連續體。時間是人類抽象思維的所有物。

草莓終於不再結果了。新品種似乎不太好吃，我們就想種回以前的老品種。我們以為自己種的是鄧拉普參議員（Senator Dunlap），就買了些這種苗子回來栽，可結出的草莓和我們第一次買的卻不大一樣，搞得我們也弄不清之前種的是哪種了，只知道那個品種要好得多，所以後來我就一直嘗試。草莓品種不像經常聽說的那樣會「斷種」。不管是何種草莓，想要後繼有莓，就得每年或者每兩年另起爐灶——上一年栽培的草莓會長出能紮根的匍匐莖，把它們當作草莓苗移栽到另一塊地上就能解決繁育問題，只是別種得太稠密。

六月的豌豆和新鮮馬鈴薯讓我們的味蕾得到了最高品質的享受。簡單用水煮一煮，就成了餐桌上的兩道佳餚，再有錢的億萬富翁或是價格再高昂的異國餐館，都端不出這樣好吃的蔬菜。我們把它們在四月底的同一天種下地，六月中就能採收來吃。當然這時馬鈴薯還很小，大概只有乒乓球那麼大。我們看準最先開花的馬鈴薯苗，把手伸進厚厚的樹葉護根，在腐殖土裡摸了半天才碰到了小馬鈴薯。我們在幾個土墩裡挖了一些馬鈴薯就不挖了，這樣大部分馬鈴薯到了真正收成的時間就能長得頭好壯壯。小土山裡可能有黃金礦呢。

相較而言，收豌豆就枯燥些了，因為要剝豆莢。很多人選擇種那種能連莢帶豆一塊吃的軟莢種，但我們還是極偏愛要剝豆莢的豌豆，儘管收起來會麻煩些。趁早採收很重要，豆莢還嫩的時候就得開始收了，這時豌豆仁還沒把豆莢脹得硬鼓鼓的。剝豆莢讓我想起了母親。她總讓我們這些孩子圍繞在她身邊，就像母雞帶著小雞一樣。我們坐在樹蔭下，滿頭的汗都快流到眼睛裡了，六月的微風卻替我們輕輕地將它們吹乾。母親講著過去的故事，原來汽車時代之前的生活才令人陶醉。我們一邊聽故事，一邊心滿意足地剝豆莢。母親說她小時候和我們的舅舅一起躲在玉米田裡往馬路上扔爛西瓜，想嚇嚇過路的馬匹和馬車夫，結果闖了大禍。我也想了個辦法讓孩子們忙著剝豆莢，不過我不講故事，我懸賞。孫子孫女每剝出一個長了十一粒或者更多粒豌豆的豆莢，我就獎勵他們一美元。我們種的是綠箭（Green Arrow），這種豌豆偶爾會結出這樣的長豆莢。

六月剛好是春末，我把羊都給賣了，迫不得已——我再沒精力好好照顧牠們了。將牠們裝車送走的前一天晚上，我把牠們關在穀倉裡。第二天早晨，我從剩下的乾草裡選了捆最好的餵牠們。爬進乾草堆的時候，那些牧羊歲月竟化作電影膠片，在我的記憶裡轉動播放，過往的一切歷歷在目。多少次我把乾草推到牠們的飼料槽裡，然後站在舒適的黑暗中聽牠們大口咀嚼，吃得身心歡暢。還有那些美好的回憶——孩子們和小羊羔在牧場上蹦蹦跳跳，陪伴他們左右的是一個找到了人間天堂的幸運成年人。我深深地愛著這一切，從來不覺得它們會離我而去，然而此時此刻我卻終於明白，這一切真的、真的要結束了。爬上乾草堆往下扔乾草，曾經再熟悉不過的事，因為是最後一次做而讓我難以承受。但這是我獨自哭泣的祕密角落啊，我索性讓眼淚流個夠。買主都是住得不遠的牧羊人，所以我不必看著牠們被拉到牲畜市場去，說不定我還能時不時去看望看望牠們。整整兩天我都沉湎於自憐自哀，我懷疑自己寫的這些「死非死」的東西可能全是狗屁廢話。但是那些讓我痛徹心扉的甜蜜回憶很快又撫平了我的傷口，把我治癒。眼淚止住了，思考過程堆積成肥，化作記憶滋潤心田。只要有人不忘回想，只要書籍裡或者「雲端」的文字完好無損，記憶便永不會死。

夏至來臨，大甦醒結束。我仍聽到羊群哀怨地咩咩叫，怪我拿牠們換來一塊新的牧草地。我仍聽到自己對牠們的呼喚，那時牠們正恍若幽靈般朝大門奔來。我甚至仍然聽到表兄艾德里安在這些山崗上呼喊他的羊群。七十五年都過去了，他的聲音卻好似在昨日聽到的那樣清晰。只要有記憶，就連羊也能不朽。

可是我們沒有時間悲傷地回顧過去，仲夏的光輝已經在照耀我們，就像從菜園裡才摘下五分鐘的烤玉米棒，新鮮香脆，又像和蹄膀火腿一塊小火慢燉的肯塔基奇蹟（Kentucky Wonder）菜豆軟爛醇厚。待金秋降臨，生命便逐漸落歸大地，孕育新春。冬日才剛剛降臨，就能瞧見新一年的大甦醒的最初跡象。死亡只是人腦中的海市蜃樓，所以我面向並不存在的未來，唱起自己最愛的歌。在歌詞最深的內涵裡，我會與你再相見——我們都會再次見到彼此——每當春天再出現。

致謝

我要感謝切爾西綠色出版社的社長瑪歌・鮑德溫（Margo Baldwin），以及出版社所有為這本書的問世而辛勤工作的人員，特別是班・沃森（Ben Watson）、布里安娜・古德斯皮德（Brianne Goodspeed）、比爾・博克曼恩（Bill Bokermann）、梅利莎・雅各森（Melissa Jacobson）、蘿拉・喬斯塔德（Laura Jorstad）和海倫・瓦爾登（Helen Walden）。

同樣要感謝的還有在過去兩年裡，為我悉心治療、讓我能夠健康地堅持寫作的醫生和護理師，特別是拜倫・莫拉萊斯醫生（Byron Morales）、羅伯特・迪安醫生（Robert Dean）、彼得・馬佐內醫生（Peter Mazzone）、蘇迪什・默西醫生（Sudish

Murthy）、克莉蒂·米塔爾醫生（Kriti Mittal）、約瑟夫·卡奇奧內醫生（Joseph Cacchione），以及許多優秀的護理師，尤其是艾米（Amy）、康蒂（Kandi）和蘇珊（Susan）。

本書第四章〈母親墳頭的雙領鴿〉和第七章〈貓咪喬姬〉首發於一九七七年出版的《聆聽大地：農場期刊精選集》（*Listen to the Land: A Farm Journal Treasury*），此次收錄書中略有修改。《農場期刊》（*Farm Journal*）的那些老朋友都去世很多年了，但我仍要感謝他們，是他們開啟了我的寫作生涯，並且總是大方地允許我將早期刊登過的文章，收錄於之後的書籍與雜誌。

最後我要感謝我親愛的人生伴侶卡蘿（Carol）、女兒珍妮（Jenny）與女婿喬（Joe）、兒子傑瑞（Jerry）與兒媳吉兒（Jill），以及此書特別要獻給的孫子艾文·洛格斯頓（Evan Logsdon）、亞歷克斯·洛格斯頓（Alex Logsdon）和外孫女麗貝卡·卡特隆（Rebecca Cartellone）。毋庸贅言，沒有他們的愛與奉獻，我只會是流金歲月裡的一粒塵埃。

農夫哲學

關於自然、生死與永恆的沉思

Gene Everlasting: A Contrary Farmer's Thoughts on Living Forever

作　　者　金恩．洛格斯頓Gene Logsdon
譯　　者　劉映希
封面設計　莊謹銘
內頁排版　高巧怡
特約編輯　聞若婷
行銷企劃　劉育秀、林瑀
行銷統籌　駱漢琦
業務發行　邱紹溢
責任編輯　何韋毅
總 編 輯　李亞南
出　　版　漫遊者文化事業股份有限公司
地　　址　台北市松山區復興北路331號4樓
電　　話　(02) 2715-2022
傳　　真　(02) 2715-2021
服務信箱　service@azothbooks.com
網路書店　www.azothbooks.com
臉　　書　www.facebook.com/azothbooks.read
營運統籌　大雁文化事業股份有限公司
地　　址　台北市松山區復興北路333號11樓之4
劃撥帳號　50022001
戶　　名　漫遊者文化事業股份有限公司
初版一刷　2020年09月
定　　價　台幣380元
I S B N　978-986-489-399-7

國家圖書館出版品預行編目 (CIP) 資料

農夫哲學：關於自然、生死與永恆的沉思／金恩．洛格斯頓（Gene Logsdon）著；劉映希譯. -- 初版. --
臺北市：漫遊者文化出版：大雁文化發行，2020.09
288 面；15×21 公分
譯自：Gene Everlasting: A Contrary Farmer's Thoughts on Living Forever
ISBN 978-986-489-399-7（平裝）
1. 癌症 2. 病人 3. 生死觀 4. 人生哲學
417.8　　109011697